中国医学临床百家

王志平／著

# 膀胱癌
# 王志平 2019 观点

U0333350

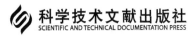

科学技术文献出版社
SCIENTIFIC AND TECHNICAL DOCUMENTATION PRESS

·北京·

图书在版编目（CIP）数据

膀胱癌王志平2019观点 / 王志平著. —北京：科学技术文献出版社，2018.12
ISBN 978-7-5189-4798-0

Ⅰ.①膀… Ⅱ.①王… Ⅲ.①膀胱癌—诊疗 Ⅳ.① R737.14

中国版本图书馆 CIP 数据核字（2018）第 213426 号

膀胱癌王志平2019观点

策划编辑：巨娟梅 责任编辑：巨娟梅 吴 微 责任校对：文 浩 责任出版：张志平

| | | |
|---|---|---|
| 出　版　者 | 科学技术文献出版社 | |
| 地　　　址 | 北京市复兴路15号　　邮编　100038 | |
| 编　务　部 | （010）58882938，58882087（传真） | |
| 发　行　部 | （010）58882868，58882870（传真） | |
| 邮　购　部 | （010）58882873 | |
| 官 方 网 址 | www.stdp.com.cn | |
| 发　行　者 | 科学技术文献出版社发行　全国各地新华书店经销 | |
| 印　刷　者 | 北京虎彩文化传播有限公司 | |
| 版　　　次 | 2018 年 12 月第 1 版　2018 年 12 月第 1 次印刷 | |
| 开　　　本 | 710×1000　1/16 | |
| 字　　　数 | 179千 | |
| 印　　　张 | 19.25 | |
| 书　　　号 | ISBN 978-7-5189-4798-0 | |
| 定　　　价 | 118.00元 | |

# 序
## Foreword

韩启德

欧洲文艺复兴后，以维萨利发表《人体构造》为标志，现代医学不断发展，特别是从 19 世纪末开始，随着科学技术成果大量应用于医学，现代医学发展日新月异，发生了根本性的变化。

在过去的一个世纪里，我国现代化进程加快，现代医学也急起直追。但由于启程晚，经济社会发展落后，在相当长的时期里，我国的现代医学远远落后于发达国家。记得 20 世纪 50 年代，我虽然生活在上海这个最发达的城市里，但是母亲做子宫切除术还要到全市最高级的医院才能完成；我患猩红热继发严重风湿性心包炎，只在最严重昏迷时用过一点青霉素。20世纪60—70年代，我从上海第一医学院毕业后到陕西农村基层工作，在很多时候还只能靠"一根针，一把草"治病。但是改革开放仅仅30多年，我国现代医学的发展水平已经接近发达国家。可以说，世界上所有先进的诊疗方法，中国的医生都能做，有的还做得更好。更为可喜的是，近年来我国医学界开始取得越来越多的原创性成果，在某些点上已经处于世界领先地位。中国医生已经不再盲从发达国家的疾病诊疗指南，而能根据我们自己的经验和发现，根据我国自己的实际情况制定临床标准和规范。我们越来越有自己的东西了。

要把我们"自己的东西"扩展开来，要获得越来越多"自己的东西"，就必须加强学术交流。我们一直非常重视与国外的学术交流，第一时间掌握国外学术动向，越来越多地参与国际学术会议，有了"自己的东西"也总是要在国外著名刊物去发表。但与此同时，我们更需要重视国内的学术交流，第一时间把自己的创新成果和可贵的经验传播给国内同行，不仅为加强学术互动，促进学术发展，更为学术成果的推广和应用，推动我国医学事业发展。

我国医学发展很不平衡，经济发达地区与落后地区之间差别巨大，先进医疗技术往往只有在大城市、大医院才能开展。在这种情况下，更需要采取有效方式，把现代医学的最新进展以及我国自己的研究成果和先进经验广泛传播开去。

基于以上考虑，科学技术文献出版社精心策划出版《中国医学临床百家》丛书。每本书涵盖一种或一类疾病，由该疾病领域领军专家撰写，重点介绍学术发展历史和最新研究进展，并提供具体临床实践指导。临床疾病上千种，丛书拟以每年百种以上规模持续出版，高时效性地整体展示我国临床研究和实践的最高水平，不能不说是一个重大和艰难的任务。

我浏览了丛书中已经完稿的几本书，感觉都写得很好，既全面阐述有关疾病的基本知识及其来龙去脉，又介绍疾病的最新进展，包括笔者本人及其团队的创新性观点和临床经验，学风严谨，内容深入浅出。相信每一本都保持这样质量的书定会受到医学界的欢迎，成为我国又一项成功的优秀出版工程。

《中国医学临床百家》丛书出版工程的启动，是我国现代医学百年进步的标志，也必将对我国临床医学发展起到积极的推动作用。衷心希望《中国医学临床百家》丛书的出版取得圆满成功！

　　是为序。

# 目 录
Contents

# 我国膀胱癌发病的趋势变化

## *1.* 我国膀胱癌的发病率逐年上升

膀胱癌是泌尿系统最常见的恶性肿瘤之一，据相关文献统计，90% 的膀胱肿瘤为尿路上皮癌，其中大约 70% 的初发患者为非肌层浸润性膀胱癌。膀胱癌的显著特点是肿瘤具有多发病灶和术后高复发率。早期手术是治疗膀胱癌的关键，术后常规膀胱灌注化疗可以有效降低术后复发率，改善患者预后。膀胱癌的发病机制目前尚未完全阐明，有研究表明，外界环境因素如吸烟、职业暴露、咖啡因、亚硝酸盐、砷中毒、细菌病毒及寄生虫的感染都与膀胱癌的发病密切相关。

膀胱癌发病率有逐年上升趋势。流行病学数据显示 2015 年在中国新发现膀胱癌患者 80 500 例，有 32 900 例死于膀胱癌，发病率为 3.0/10 万，其中 90% 以上是汉族人群。随着工业化、城镇化、老龄化的加速和吸烟人口的增加，我国膀胱癌的发病率将逐渐上升，应充分重视。

温登瑰等调查显示，截至 2012 年，全国肿瘤中心共收集全国 104 个登记处提交的 2009 年肿瘤登记资料，登记处分布在 26 个省、自治区、直辖市，登记处覆盖人口 109 476 347 人（其中男性 55 654 485 人，女性 53 821 862 人），约占 2009 年全国年末人口总数的 8.20%。分别计算膀胱癌的发病率、死亡率、构成比、累积率及人口标准化率，以全国 1982 年人口普查的人口结构和 Segis 世界人口结构为标准。全部地区膀胱癌发病率为 6.61/10 万（男性 9.78/10 万，女性 3.35/10 万），中国人口标准化（简称：中标）发病率 3.03/10 万，世界人口标准化（简称：世标）发病率 4.14/10 万，累积率（0 ～ 74 岁）为 0.47%。全部地区膀胱癌死亡率为 2.60/10 万（男性 3.88/10 万，女性 1.29/10 万），中标死亡率 0.97/10 万，世标死亡率 1.49/10 万，累积死亡率（0 ～ 74 岁）为 0.13%。

## 2. 在我国，膀胱癌并非是最常见的恶性肿瘤

世界各国膀胱癌的发病率随地区而异，西欧和北美最高，东欧和一些亚洲国家相对较低。我国不同地区恶性肿瘤的发病率有很大差异，最常见的恶性肿瘤，城市地区男性为肺癌、胃癌、肝癌、结直肠癌、食管癌、胰腺癌等，女性为乳腺癌、肺癌、结直肠癌、胃癌、肝癌、卵巢癌等；农村地区男性为胃癌、肝癌、食管癌、肺癌、结直肠癌、鼻咽癌等，女性为胃癌、肝癌、

乳腺癌、肺癌、结直肠癌、食管癌等。膀胱癌并非最常见的恶性肿瘤。

刘耀庭等总结 1964—1993 年收治的 999 例泌尿系肿瘤患者，将患者按 1964—1973 年、1974—1983 年、1984—1993 年分为 3 个时间段，膀胱肿瘤占同期肿瘤患者的 23.58%（37/155）、47.00%（149/317）、55.03%（290/527）。

喻伦银等总结 1981—1992 年 7840 例恶性肿瘤患者的临床资料。膀胱肿瘤在各种常见的恶性肿瘤中仅排第 16 位，为 90/7840（1.15%）。其中，男性的膀胱肿瘤在所有恶性肿瘤中排第 10 位，为 71/875（2.04%），女性排在第 22 位以后，未统计详细资料。韩苏军等收集整理全国肿瘤登记中心登记的 1998—2008 年膀胱癌数据，包括膀胱癌发病率、发病构成、0～74 岁发病累积率和年龄性别发病率。分别按性别及城乡差异进行统计，分析中国男性与女性，城市与农村膀胱癌的发病现状和流行趋势。2008 年，全国肿瘤登记地区膀胱癌发病率为 7.49/10 万，占中国恶性肿瘤发病构成的 2.50%，0～74 岁中国膀胱癌发病累积率为 0.52%。按城乡统计，2008 年中国城市人口膀胱癌的发病率为 8.55/10 万，是中国农村人口膀胱癌发病率（3.55/10 万）的 2.4 倍。1998—2008 年全国肿瘤登记人口膀胱癌发病率呈现逐年增长趋势，10 年间的年均增长率为 4.60%。中国城市人口膀胱癌发病率在 10 年间的年均增长率为 3.90%，低于农村人口的 5.64%。得出结论，中国相对于其他国家而言，膀胱癌发病水平中等。但近年间，不论男性还是女性，也不论城市或农村，膀胱癌发病率均呈现逐年增长趋势，应引起重视。

魏矿荣等报道了 1970—1999 年中山市膀胱癌男、女与合计世界标化发病率分别为 2.50/10 万、0.44/10 万、1.39/10 万，且 1970—1999 年发病率具有明显上升趋势。

张薇等报道 1973—1999 年上海市区老年人群中男性膀胱癌发病率呈上升趋势，年均变化率为 1.15%；女性膀胱癌发病率相对稳定。

姚红玉等根据启东市 1972—2000 年癌症登记数据库及历年人口资料计算膀胱癌粗发病率为 2.42/10 万，男女性别比为 3.33 ∶ 1。年发病率呈上升趋势且发病年龄有提前倾向。

## *3.* 不同人群，膀胱癌的发病特点各不相同

膀胱肿瘤与性别关系密切，有人发现尿路上皮癌有明显的性别发病差异，发病率男性比女性高 2 ~ 10 倍，而鳞状细胞癌男女发病率基本相似。男性吸烟和职业接触某些化学物质（如芳香胺等）较多，这是两个主要的已知膀胱癌的危险因素。韩苏军等收集整理的全国肿瘤登记中心登记的 1998—2008 年膀胱癌数据，分性别统计，2008 年中国男性膀胱癌的发病率为 11.41/10 万，是中国女性膀胱癌发病率（3.51/10 万）的 3.3 倍。中国男性膀胱癌发病率在 10 年间的年均增长率为 4.76%，略高于女性的 4.32%。膀胱癌发病率随年龄的增长而增加。2008 年，中国人膀

胱癌发病率在 60 岁以后超过肾肿瘤，居中国泌尿系恶性肿瘤第 1 位，85 岁以上年龄组膀胱癌发病率达到 69.77/10 万的峰值。在 1998—2008 年的 10 年间，中国膀胱癌年龄性别发病率变化趋势不明显。

膀胱癌在青少年中发病较低。目前青少年膀胱尿路上皮癌未见有家族史及遗传史的报道，发病诱因尚不明确，除有个别与膀胱结石、血吸虫病、尿路感染伴发的报道外，吸烟应引起较多注意。李昕等自 1980—1999 年收治 30 岁以下膀胱尿路上皮癌患者 32 例，占同期收治的初发膀胱尿路上皮癌患者总数的 1.57%（22/1401），多数为分化较好的表浅乳头状尿路上皮癌，其中 9 例男性有吸烟史。

青少年膀胱癌的病理分化较好，多数为单发、表浅、低恶性、分化良好，文献报道分级均为 G1 ～ G2，未见有 G3 的报道。病理分期多为表浅肿瘤，膀胱癌复发率为 2.6% ～ 5.0%，而 10 岁以下儿童的发病率更低。张思孝报道的 3 例青少年膀胱尿路上皮癌也均为 T1 期，单发，G1 ～ G2 级，术后已分别存活 12.5 年、10 年及 1 年。

张心男对其单位 1978—1993 年收治的并有随访结果的 392 例膀胱尿路上皮癌患者的临床资料进行分析，按年龄分为 < 40 岁的年轻组（31 例）和 ≥ 40 的中老年组（361 例），结果发现年轻患者有逐年增多的趋势，31 例中有 15 例患者是最后收治的。青少年患者和老年患者的临床表现相似，主要为无痛性肉眼血

尿，中老年病例常伴有尿路刺激症状和中重度贫血，甚至肾功能不全，提示肿瘤此时已处于晚期。由最初的症状到患者被确诊的这段时间，年轻组要明显高于中老年组。年轻组和中老年组相比较，在肿瘤的临床分期、病理分级、多发性肿瘤的发生率、肿瘤复发率和肿瘤病死率等方面均存在显著差异，尤其在临床分期和病理分级上，年轻组优于中老年组，预后也好于中老年组。

脊髓损伤伴尿路排泄障碍的患者是一类特殊的人群，由于需要长期留置导尿管或间歇性自我导尿，有的患者采取扳机点排尿，长期留有一定量的残余尿，这些因素都有可能改变尿路的内环境，对膀胱肿瘤的发生也有一定的影响。

接受肾移植的患者，由于需要长期服用免疫抑制剂，造成机体免疫功能减低，患膀胱肿瘤的概率增加。

## 4. 随着年龄的增长，膀胱癌发病率和死亡率都有增加趋势

膀胱癌的发病和年龄关系密切，发病率随着年龄的增加而逐年上升，男女之比为 3∶2。60 岁以后发病率高，诊断时的平均年龄为 71 岁，＜ 40 岁的发病少见。年轻人膀胱癌常为分化较好的乳头状表浅尿路上皮癌，治疗后也很少复发。

关于时间趋势，沈永洲等观察海宁市近 22 年（1977—1998）各类恶性肿瘤发病率动态，将 1977—1998 年分成前 11 年（1977—1987）与后 11 年（1988—1998）两个不同时间段进

行比较，从标化率增减幅度看，膀胱肿瘤增长幅度排名第二，为+ 54.2%。

按照 1973—1975 年、1990—1992 年、2004—2005 年全国 3 次死因调查的数据，膀胱癌中国人口标化死亡率男性分别为 0.80/10 万、1.37/10 万 和 1.40/10 万，女性分别为 0.30/10 万、0.41/10 万和 0.36/10 万，呈缓慢上升趋势。另外，北京、上海、启东 1988—2007 年 20 年间膀胱癌年龄标化发病率也均呈缓慢上升趋势，提示我国膀胱癌发病率水平处于从发展中国家到发达国家的演变过程中。随着城镇化、工业化步伐的加快，环境污染的加重，膀胱癌发病率将会进一步升高，应给予一定的重视。

## 参考文献

1. Seront E，Machiels JP. Molecular biology and targeted therapies for urothelial carcinoma .Cancer Treat Rev，2015，41（4）：341-353.

2. Cumberbatch MG，Rota M，Catto JW，et al.The Role of Tobacco Smoke in Bladder and Kidney Carcinogenesis: A Comparison of Exposures and Meta-analysis of Incidence and Mortality Risks.European urology，2016，70（3）：458-466.

3. Zhang Y，Sun Y，Chen T，et al.Genetic variations rs11892031 and rs401681 are associated with bladder cancer risk in a Chinese population.Int J Mol Sci，2014，15（11）：19330-19341.

4. Chen W，Zheng R，Baade PD，et al. Cancer statistics in China，2015. Ca Cancer J Clin，2016，66（2）：115-132.

5. 温登瑰，张思维，郑荣寿，等 . 中国 2009 年膀胱癌发病和死亡资料分析 . 中国肿瘤，2013，22（7）：521-527.

6. 韩苏军，张思维，陈万青，等 . 中国膀胱癌发病现状及流行趋势分析 . 癌症进展，2013，1（1）：89-95.

7. 卫生部全国肿瘤防治研究办公室 . 中国恶性肿瘤死亡调查研究 . 北京：人民卫生出版社，1980.

8. 中华人民共和国卫生部 . 全国第三次死因回顾抽样调查报告 . 北京：中国协和医科大学出版社，2008.

（陈朝辉　赵有利　田俊强　整理）

# 膀胱癌发病机制的研究进展

膀胱癌的发生发展是多因素、多基因等共同作用的结果。近年来随着分子生物学技术的飞速发展，与膀胱癌发生发展相关机制的研究已经取得了很大的进展。

## 5. 免疫相关因素在膀胱癌发病机制中的作用

机体的免疫应答反应在膀胱癌的发病机制中起十分重要的作用，固有免疫系统产生促肿瘤作用，而适应性免疫系统与抗肿瘤效果有关。

（1）巨噬细胞

巨噬细胞在固有免疫和适应性免疫反应中起着关键性的作用，是炎性反应中主要的调节细胞。通过干扰素 -γ 及细菌脂多糖活化的经典巨噬细胞即 I 型巨噬细胞释放细胞因子，包括肿瘤坏死因子 -α 和白细胞介素 -12，并刺激 Th-1 细胞释放 IFN-γ 和 IL-2 以激活细胞毒性 T 细胞，在炎症早期起着促炎症的作用。而通过 Th-2 细胞因子，如 IL-4、IL-13 及免疫复合物等活化的巨噬细胞为Ⅱ型巨噬细胞抑制炎症因子，起着抑制炎症反应及修复组织作用。

经典活化的巨噬细胞在早期阶段对肿瘤具有杀伤作用，然而随着肿瘤的生长，肿瘤微环境对一些巨噬细胞产生影响，这些巨噬细胞被称为肿瘤相关巨噬细胞。有研究表明其能够通过释放如血管内皮生长因子（VEGF）、转化生长因子 -α、胰岛素样生长因子等物质，促进肿瘤周围组织的血管化。AJILI 等发现随着机体 TAMs 计数的增加，膀胱肿瘤的复发率增高，其产生机制可能是膀胱肿瘤组织的缺氧环境刺激巨噬细胞释放一系列促血管生成因子，为肿瘤生长提供良好生存环境。LIMA 等发现低氧的肿瘤微环境可使Ⅱ型巨噬细胞在膀胱肿瘤组织中集结，导致Ⅱ型巨噬细胞的表型在低氧环境中出现改变；此外，近期研究发现 CD47 在膀胱肿瘤原始细胞中的表达增加，且通过信号调控蛋白 -α 的配体，起到抑制巨噬细胞介导的吞噬作用。

（2）髓源性抑制细胞

髓源性抑制细胞是骨髓来源的一群异质性细胞，是树突状细胞、巨噬细胞和（或）粒细胞的前体，具有显著抑制免疫细胞应答的能力，20 多年前首先在癌症患者中发现，被定义为骨髓来源的抑制性细胞。随着研究的深入，这群细胞在免疫系统中的重要作用逐渐被发现，大量的证据证明他们在癌症和其他疾病中具有负向调控免疫应答的功能。其可通过促进血管和淋巴管生成，同时维持肿瘤细胞的存活，因而在肿瘤发生与转移中发挥重要作用。此外，髓源性抑制细胞可以通过释放血管内皮细胞生长因子、肿瘤坏死因子、白细胞介素-1b 和碱性成纤维细胞生长因子等因子刺激血管生成。Eruslanov 等发现 CD$^+$11b 骨髓细胞在膀胱癌中发挥明显的免疫抑制作用，这些细胞通过释放细胞因子与趋化因子，在膀胱癌的发病机制中产生炎症反应和免疫抑制作用。因此，他们认为膀胱组织的肿瘤微环境在上述免疫反应的介导下发生改变，而肿瘤微环境通常由肿瘤细胞与新生血管、浸润的白细胞、巨噬细胞、内皮细胞和基质细胞组成。因此，CD$^+$15 髓细胞在膀胱癌的发生过程中介导多种反应，包括 T 细胞增殖的抑制作用、免疫抑制蛋白的合成和促炎细胞因子的分泌等。

（3）T 淋巴细胞

T 淋巴细胞来源于骨髓的多能干细胞，具有多种生物学功能，如直接杀伤靶细胞、辅助或抑制 B 细胞产生抗体、对特异性抗原和促有丝分裂原的应答反应以及产生细胞因子等。其产生的免疫应答是细胞免疫，效应形式主要有两种：一种是与靶细胞特异性结合，破坏靶细胞膜，直接杀伤靶细胞；另一种是释放淋巴因子，最终使免疫效应扩大和增强。T 淋巴细胞在肿瘤微环境的作用下，对膀胱肿瘤组织的生长起促进与抑制的双重作用。有研究发现，Th-17 在膀胱肿瘤组织中的水平高于外周血水平，而调节性 T 细胞在外周血高于膀胱肿瘤组织中的水平。Treg 细胞有助于调节免疫系统、监控自身耐受和维持免疫稳态，但同时发现

Treg 细胞能够下调机体的抗肿瘤反应。T 淋巴细胞分泌的 IL-2 使 Treg 的免疫调控能力下降，同时促进 Treg 细胞转化成 Th-17 细胞。因此，Th-17 细胞和 Treg 细胞之间的平衡与膀胱肿瘤的发生密切相关，Treg 细胞水平在肿瘤组织中水平越高则预后越差。Satyam 等发现 Th-1 细胞因子在膀胱癌中被抑制，而 Th-2 细胞因子则优先表达。正常情况下，通过 Fas/Fas 配体介导能够在感染或肿瘤组织中引起程序性细胞凋亡。Fas 配体主要存在于 T 淋巴细胞和 NK 细胞中，而膀胱癌通过一种潜在的机制，抑制 Fas/Fas 配体介导的免疫反应，从而有效逃避细胞凋亡程序，发生免疫逃逸。

（4）树突状细胞抗原呈递细胞

树突状细胞抗原呈递细胞包括 3 种类型：树突状细胞、巨噬细胞和 B 细胞，其中 DCs 是最有效的抗肿瘤免疫诱导剂。Beatty 等在膀胱癌患者尿液中发现未成熟和低度活化的 DCs，提示 DCs 可能从膀胱肿瘤组织迁移至尿液中，且肿瘤细胞与抑制 DCs 的发育成熟有关。由于未成熟的 DCs 无法引起 T 淋巴细胞活化，进一步促进了肿瘤的发生。有研究表明，由于正常的 DCs 与自然杀伤细胞、T 淋巴细胞之间缺乏关联，因而 DCs 的减少相应地阻碍了抗肿瘤免疫反应。Ayari 等认为可通过检测机体内成熟的肿瘤浸润 DCs 和潜在的 TAMs 对初次诊断为非肌层浸润性膀胱癌的患者进行危险程度分级，从而协助制订膀胱癌患者在随访过程中的治疗方案。

另有研究者针对益生菌促进 DCs 活性的作用进行了一项研究，益生菌能够通过多种方式作用于机体的免疫系统，可减少尿路感染的发生率，并可能延缓膀胱癌复发。在给实验小鼠注射乳酸菌菌株后，能抑制小鼠肿瘤增长，提示益生菌具有增强 DCs 活性的作用。其效应机制包括增加腺体黏液分泌，防止细菌结合于上皮细胞，抑制细菌的侵袭，并能改变单核细胞、巨噬细胞、树突状细胞和淋巴细胞的活力，其对适应性免疫系统的活化至关重要。随着对 DCs 与益生菌间相互作用机制的研究深入，益生菌在不久的将来有望用于治疗非肌层侵入性膀胱肿瘤。

（5）IL-6 和 TNF-α

IL-6 是机体中重要的促炎症细胞因子，主要由 T 淋巴细胞和巨噬细胞产生。有研究通过分析膀胱尿路上皮癌患者的血清和尿液，发现两种标本的 IL-6 水平均较正常对照组增高，尿路上皮细胞癌患者尿液中的 IL-6 水平明显高于低度恶性的非肌层浸润性膀胱癌，且体内外研究均发现通过抑制 IL-6 的释放能够延缓膀胱癌的发展，提示 IL-6 与膀胱癌患者的不良预后有关。IL-6 促瘤作用机制可能是其作为 Janus 激酶 / 信号转导和转录激活因子 3 信号通路的主要活化剂，有助于肿瘤的增殖，是肿瘤侵袭过程的关键物质之一。IL-6 通过 VEGF 和 *STAT3* 能够促进肿瘤周围血管生成。Ho 等发现通过在小鼠模型中激活 *STAT3*，能够使原位癌不经非侵袭性乳头状肿瘤分期而直接进展为侵袭性肿瘤，*STAT3* 通过表达 *Bcl-XL*，产生抗凋亡作用而促进肿瘤细胞存活。

此外，Wu 等报道 *STAT3* 在由 *Jak2* 介导的尿路上皮肿瘤细胞生长中起重要作用，通过阻碍 *Jak2* 表达能够抑制肿瘤细胞生长。*TNF-α* 主要由激活的巨噬细胞产生，能够直接杀伤肿瘤细胞而对正常细胞无明显毒性。目前已发现其具有 16 种基因多态性，这些基因多态性与许多肿瘤的发生有关，包括非霍奇金淋巴瘤、骨髓瘤和前列腺癌等，其中两个多态性可能增加膀胱癌的患病风险，分别是 *TNF+488A* 和 *TNF-859T*。Lee 等发现 *TNF-α* 能够刺激基质金属蛋白酶 9（MMP-9）的分泌以促进肿瘤侵袭和传播，且MMP-9在侵袭性膀胱癌组织中的活性相比正常人增加了17倍。

## 6. 遗传学基因异常与突变在膀胱癌发病机制中的作用

遗传学的发展能够在细胞分子水平上进一步揭示膀胱癌发病机制。其中包括一系列不同的基因异常与突变。这些异常和突变的不断积累，导致细胞发生恶性转化。

（1）癌基因 *H-ras*

ras 基因家族包括 *H-ras*，*K-ras*，*N-ras* 3 个癌基因，其中泌尿系肿瘤中主要为 *H-ras* 的激活，且其活化率不高。有学者报道其突变活化率不足 30%，故 Philp 等对 *H-ras* 在膀胱癌发生、进展中所起作用的大小提出疑问。viola 等则认为病理高级别的膀胱癌中，异常 p21 蛋白的高表达与 *H-ras* 的突变活化有关。p21 蛋白是由 ras 原癌基因编码的 21kDa 的蛋白质，与细胞增殖信号传递有关。活化的 p21 蛋白具有异常刺激细胞生长和分化的功能。目前认为高分期浸润性膀胱癌组织中异常 *p21* 产物最高，而低级别乳头状癌较低。

（2）抑癌基因

抑癌基因是细胞增殖和分化的重要调控因子，在正常细胞中起阻滞细胞增殖、促进细胞分化的功能。此类基因的缺失或突变失活均会导致细胞的恶变。目前在膀胱癌中研究最多的是 *p53* 基因，其次为 *RB* 基因。

① *p53* 基因

*p53* 基因定位于 17p14，有两种构型，野生型 *p53* 为抗癌基因，而突变型则具有癌基因的活性。突变型 *p53* 最常见为点突变，其次为缺失。点突变的位点多发生在 4-11 外显子上。野生型 *p53*(*p53-wt*)产物是含 393 个氨基酸的磷酸核蛋白，能与 a-DNA 多聚酶共同竞争 SV40 病毒的 T 抗原，抑制其复制。Kern 等发现 *p53-wt* 能特异性地与 DNA 某复制区的 33 碱基序列结合，可能直接参与控制细胞 DNA 的合成，而突变型 *p53* 则无上述作用，反而促使了细胞的恶性转化。Wright 等用高度特异性的突变型 *p53* 单抗 Pab240，显示 54%（43/79）膀胱癌患者 p53 蛋白阳性，其中 18% 强阳性。Tai 等对 25 例膀胱癌抗癌基因检测发现，晚期膀胱癌 17 号染色体变异高达 67%。这些结果均表明，在膀胱癌患者中可发现有 *p53* 的突变，此突变与肿瘤的病理分级、临床分期及血管侵袭等密切相关，多出现于晚期、侵袭性、分化差的膀胱

胱癌中。

② *RB* 基因

*RB* 基因是位于 13 号染色体上的基因片段，其 mRNA 编码 105-115kDa 的蛋白，具有 DNA 结合活性。RB 蛋白在细胞内具有抑制细胞增殖和控制细胞分化的功能及维持细胞正常生长的作用。现有的研究认为 *RB* 基因可能是某些人类肿瘤共同的抗癌基因，在膀胱癌研究中也发现 *RB* 的缺失并导致恶变。1991 年，Takahaski 等将 wt-RB 导入缺乏 *RB* 的膀胱癌细胞系 HTB9 中，不仅抑制了肿瘤的生长，还能抑制细胞转化，表明 *RB* 基因对膀胱癌的发生发展均有一定的抑制作用。Presti 等研究了 34 例膀胱移行细胞癌，发现肿瘤的分期分级与 *RB* 基因的表达明显相关，分化越低，*RB* 基因缺失的发生率越高。此结果提示，*RB* 基因缺失可作为膀胱癌预后不良的指标。

## 7. 雄激素及其受体在膀胱癌发病机制中的作用

国内外很多学者发现膀胱癌组织中存在性激素受体，并提出性激素可能与这种性别差异有关，并且可能在膀胱癌的发生、发展中发挥一定作用。在性激素中，雄激素和雄激素受体 (androgen receptor，AR) 对膀胱癌的作用较引人注目，AR 存在于人膀胱正常尿路上皮和癌变尿路上皮组织中，其可能在一定程度上决定了膀胱癌发生率的性别差异，其功能差异也可能影响该肿瘤的易感性。近来有多篇文献报道了膀胱癌发生涉及 AR 信号通路。

Kauffman 等研究认为 AR 信号通路在膀胱癌发生中发挥了重要作用，同时证实赖氨酸脱甲基酶 AR 共轭调节因子促进膀胱癌的发生。

　　膀胱癌的发生发展是多因素、多基因等共同作用的结果。研究肿瘤相关基因的明显变化及其关键性调控环节和特殊分子的表达有重要意义。随着分子生物学、遗传学等理论的进一步发展以及免疫组化、核酸杂交、聚合酶链反应、新一代测序仪等分子生物学技术的广泛应用，进一步的大规模临床实验和临床研究的进行必将进一步阐明肿瘤基因突变及其代谢产物的表达与肿瘤细胞增殖、分化等生物学特性的关系，深入研究膀胱癌发生的分子病因学，不仅有助于了解膀胱癌的分子致癌机制，而且也为基因分子水平膀胱癌的预防和治疗提供了科学依据。

## 参考文献

1. 胡吉梦，姜昊文. 免疫相关因素在膀胱癌发病机制与免疫治疗中的研究进展 .J Mod Urol，2015，20（7）：520-524.

2. Mantovani A，Locati M. Tumor-associated macrophages as a paradigm of macrophage plasticity，diversity，and polarization: lessons and open questions. Arterioscler Thromb Vasc Biol，2013，33（7）：1478-1483.

3. Ajili F，Kourda N，Darouiche A，et al. Prognostic value of tumor-associated macrophages count in human non-muscle invasive bladder cancer treated by BCG immunotherapy .Ultrastruct Pathol，2013，37（1）：56-61.

4. Lima L，Oliveira D，Tavares A，et al. The predominance of M2-polarized macrophages in the stroma of low-hypoxic bladder tumors is associated with BCG immunotherapy failure.Urol Oncol，2014，32（4）：449-457.

5. Hofner T，Macher-Goeppinger S，Klein C，et al. Expression and prognostic significance of cancer stem cell markers CD24and CD44in urothelial bladder cancer xenografts and patients undergoing radical cystectomy.Urol Oncol，2014，32（5）：678-686.

6. Zhu Z，Shen Z，Xu C. Inflammatory pathways as promising targets to increase chemotherapy response in bladder cancer .Mediators Inflamm，2012，528690.

7. Eruslanov E，Neuberger M，Daurkin I，et al. Circulating and tumor-infiltrating myeloid cell subsets in patients with bladder cancer. Int J cancer，2012，130（5）：1109-1119.

8. Chen T，Wang H，Zhang Z，et al. A novel cellular senescence gene，SENEX，is involved in peripheral regulatory T cells accumulation in aged urinary bladder cancer. PLoS One，2014，9（2）：e87774.

9. Ayari C，LaRue H，Hovington H，et al. High level of mature tumor-infiltrating dendritic cells predicts progression to muscle invasion in bladder cancer.Hum Pathol，2013，44（8）：1630-1637.

10. Feyisetan O，Tracey C，Hellawell GO. Probiotics，dendritic cells and bladder cancer.BJU Int，2012，109（11）：1594-1597.

11. Chen MF，Lin PY，Wu CF，et al. IL-6 expression regulates tumorigenicity and correlates with prognosis in bladder cancer.PLoS One，2013，8（4）：e61901.

12. Ho PL，Lay EJ，Jian W，et al. Stat3 activation in urothelial stem cells leads to direct progression to invasive bladder cancer.Cancer Res，2012，72（13）：3135-3142.

13. Wu ML，Li H，Yu LJ，et al. Short-term resveratrol exposure causes in vitro and in vivo growth inhibition and apoptosis of bladder cancer cells.PLoS One，2014，9（2）：e89806.

14. 钟键，何军，侯建全 . 雄激素及其雄激素受体在膀胱癌中的研究进展 . 中华临床医师杂志（电子版），2013，7（23）：10898-10901.

（赵有利　田俊强　整理）

# 膀胱癌的分子流行病学进展

　　恶性肿瘤是当前威胁人类健康最严重的疾病之一，在全球的新发病例中，有一半出现在亚洲，其中大部分发生在中国。越来越多的研究认为遗传和遗传因素在预测个人对癌症的易感性方面发挥了显著作用。原发鼻咽癌患者的亲属患鼻咽癌的风险以 4～10 倍的速度增加，同样，原发乳腺癌患者的亲属患乳腺癌的风险以 2 倍的速度增加，而有胰腺癌家族病史的人群和普通人群相比，患胰腺癌的风险以 9 倍的速度增加。因此，恶性肿瘤的发生已经被认为是一个多步骤、不断发展的过程，涉及遗传和环境因素的交互影响。肿瘤分子流行病学就是这样一门结合流行病学手段，重点通过研究细胞与分子间的相互作用来揭示遗传和环境因素对癌症发生风险如何产生影响的学科。

## 8. 膀胱癌发生的危险因素

　　香烟中发现的化学致癌物有多环芳烃（包括苯并 [a] 芘）、

芳香胺（包括 4- 氨基联苯、β 萘胺、联苯胺）、N- 亚硝胺和乙醛。个人也可能通过职业原因暴露于这些致癌物质。例如，染料工业的芳香胺、橡胶工人常接触的 β 萘胺，运输工人常接触的多环芳烃和皮革工人常接触的芳香族溶剂和染料等。

这些致癌物质可以进行代谢激活和肝脏解毒。细胞色素的 P450 I 期酶可氧化致癌物质如多环芳烃、碳氢化合物、芳香胺、N- 亚硝胺成致癌代谢物，他们可以形成 DNA 加合物或与 DNA 交联。II 期酶包括谷胱甘肽 -S - 转移酶能对这些代谢产物解毒。N- 乙酰基转移酶 2（NAT2）能抑制芳香胺也能激活某些芳香胺的代谢产物。NAT2 多态性会导致 *GSTM1* 去乙酰化和删除进而导致出现以酶活性缺乏为特征的基因型。因为 I 期和 II 期酶之间的平衡决定了 DNA 损伤反应中间体的积累和癌症的进展，所以该基因的多态性与患癌风险的相关性也被进行了广泛研究。一项病例和对照超过 5000 人的 Meta 分析显示 NAT2 缓慢乙酰化增加了膀胱癌的发病风险（$OR = 1.4$；95% $CI$ $1.2 \sim 1.6$），这与个体携带 *GSTM1* 基因表型缺失个体（$OR = 1.5$；95% $CI$ $1.3 \sim 1.6$）的研究结果一致。

除了化学致癌物与 DNA 形成大量加合物外，在香烟中也发现了氧化副产物。包括自由基，如超氧阴离子自由基、羟基自由基和过氧化氢。这些活性氧的积累导致了氧化胁迫，这是癌症发生的一个危险因素。

## 9. DNA 损伤修复基因——对照研究与膀胱癌发生风险的相关性

（1）单个基因多态性研究

①结果回顾

对膀胱癌中的 DNA 损伤修复基因单核苷酸多态性的数据研究始于 2001 年，但早期研究的样本量相对较小。一些研究发现了一些能增加膀胱癌风险的 SNP 位点，但这些结果在随后的研究中并没有得到进一步证实。由于所谓"赢家的诅咒"这种统计偏差的存在，这些小样本、统计功效较低的早期研究高估了实际的遗传效应。例如 Matullo 等在只有 124 例病例和 85 例对照的研究中发现 *XRCC3* Thr241Met 多态性位点的变异与膀胱癌发生风险增加有显著相关性，但该结果在随后的 8 个大样本研究中都没有被进一步证实。除非一个研究的样本量很大，结果的先验概率很高，并具有统计学上严格的显著（$P < 0.05$），否则就会因为统计功效较低而获得假阳性结果。对于一个假定的相关性而言，统计功效是由样本量、基因变异的频数和置信区间决定的。在常见的 Meta 分析中，统计效应要低于起始预期值（$OR < 1.5$）。就先验概率而言，基因和有功能的 SNP 关联尤为重要。

最近，至少包含 500 例病例和（或）对照的更大样本量的研究分别发表于 4 个研究小组：西班牙膀胱癌研究、MD 安德森膀胱癌研究、利兹膀胱癌研究和新罕布什尔州的膀胱癌研究。这 4

项研究最引人注目的共同特点是：在较小的研究中观察到的一些阳性结果在大样本的研究中并没有被观察到，或在大样本的研究中只被看作是孤立的结果。后者也可能是假阳性，所以西班牙膀胱癌组使用错误发现率（FDR）的方法以确定假阳性结果的可能性，并得出了其在 BER 研究中出现的结果是假阳性的，但得出了 6 个 DSB 的阳性结果中有 3 个经 FDR 校正后依然是阳性的结论。他们也认为这些结果需要在将来的独立研究中进一步验证。

②功能研究

虽然病例−对照研究显示一些多态性位点的变异能够增加膀胱癌的发生风险，但他们并不能确定这些变异能否改变基因的修复能力。几个小组用受损的质粒 [ 紫外线照射或用苯并（a）芘二醇环氧化物（BPDE）处理 ]，将 SNP 的不同基因型转染到来自于患者的多种淋巴细胞来检测细胞对荧光素酶报告基因的再活化能力（宿主细胞再活化法）。在肺癌中进行 *XPA* 和 *XPD* SNP 分型分析时已发现 DRC 与肺癌发生风险之间呈负相关。Lin 等采用 4- 氨基联苯作为破坏剂在膀胱癌中建立了一种 HCR 检测方法，但 SNP 的基因型尚未被测试。这种做法受到了批评，因为测试的淋巴细胞非同源，所以 SNP 的基因型也不一样。同一基因或通路中的其他 SNP 对应的淋巴细胞可能是不同的。一种更直接的方法是克隆 SNP 到缺陷细胞株中观察其功能恢复。这种检测方法在 DRC 中没有观察到 SNP 的减少，可能是因为缺乏功能意义上的显著性或这种检测方法本身不够敏感，不足以在 DRC 中检测到微小的差异。Clarkson 和 Wood 认为对比目前的方法，在进行关联研究之前，有必要用 SIFT 和 Polyphen 软件预测工具和体外功能研究检测 DNA 损伤修复基因多态性的功能效应。

③ Meta 分析

在膀胱癌中进行了几项常见的 DNA 损伤修复基因单核苷酸多态性研究：Huang 等的分析包括四项研究，由 991 例患者和 1088 例对照组成。分析结果显示 *XRCC1* Arg399Gln 次等位基因的 *OR* 值为 1.12（95% *CI* 0.95 ～ 1.33），随后 Figueroa 等在包含 2862 例患者和 2894 例对照的研究中发现纯合子变异与野生型相比 *OR* 为 0.99（95% *CI* 0.83 ～ 1.19），说明该位点变异没有显著性。Han 等研究发现 *XRCC3* Thr241Met 的 *OR* 为 1.11（95% *CI* 0.83 ～ 1.49），而包括 Figueroa 等的 Meta 分析在内的包含 3086 例患者和 3150 例对照的共 7 项研究发现，纯合子变异型与纯合子野生型相比 *OR* 为 1.17（95% *CI* 1.00 ～ 1.36）。

（2）基因剂量效应：单体型和通路

在肿瘤发生的这样一个多阶段、多基因过程中，单一位点基因多态性不太可能会改变特定蛋白质的表达或功能，并在一定程度上影响病理表型。但一个基因中的几个 SNP 的组合效应则会产生更多的影响。多个研究已发现，虽然通常这种相关性比单个 SNP 的相关性要弱一些，但单个基因的多个 SNP 组合与膀胱癌的发生风险显著相关。由于连锁不平衡分布，单核苷酸多态性不能独立遗传。相反，相邻 SNP 通常呈块状遗传，导致个体产生不同的单倍型（定义为同一条染色体上发生的多个 SNP 集合）。每一个遗传板块只有几个单倍型，因此只有少数 SNP 可以成为每一个单体型识别的唯一"标签"。

HapMap 计划（www.hapmap.org）为我们提供了一个人类 DNA 序列变异的全基因组数据库，通过捕获整个基因组上成组的 SNP 确定了标签 SNP。虽然探针法是最常见的研究单个 SNP 的方法，但现在大部分都已经被大样本高通量多基因分型平台所取代。在一个或多个相关 DNA 损伤修复通路中的几个基因的多 SNP 的组合效应对病理表型有更大的影响，如 DRC。Matullo 等在 7 个 *HR* 和 NER 基因中发现了能增加膀胱癌发生风险的 5 个等位基因（$OR = 1.76$；95% $CI$ $1.12 \sim 2.76$）。Wu 等在其 DNA 损伤修复和细胞周期的 SNP 研究中发现，随着潜在的高风险等位基因的增加出现了明显的基因剂量效应。在 NER 途径，每个额外等位基因与 1.21 倍发生风险增加相关（95% $CI$ $1.12 \sim 1.29$）。Garcia-Closas 等还发现 22 个 NER SNPs 的遗传变异能显著预测膀胱癌的发生风险。Figueroa 等发现 29 个 DSB SNPs 的遗传变异与膀胱癌发生风险在整体上具有相关性。

（3）基因 – 环境的交互作用

吸烟能两倍到三倍增加膀胱癌的发生风险。损伤修复基因多态性与膀胱癌的发生风险在暴露于 DNA 损伤剂如香烟烟雾下更为明显。因此，研究小组试图研究基因与吸烟的交互作用。研究受到了样品量太小和对 $P$ 值多重检验的影响。然而，新的计算方法改进了传统的逻辑回归方法对交互作用（基因 – 基因或基因 – 环境）检测的统计分析能力。例如，多因子降维法（MDR）旨在确定多 SNP 组合和离散的环境因素与疾病发生风险程度高低的相关性。分类树分析（CART）是将大样本变量预测空间划分为若干子集并检测高阶相互作用的二进制递归分割方法。MD 安德森研究小组使用 CATR 方法发现吸烟是膀胱癌发生最重要的危险因素，因此，观察到 NER 基因多态性与吸烟具有相关性并不出人意料。他们不仅发现 NER 和吸烟之间具有交互作用还发现吸烟和 3 个 BER SNPs 是一个高风险的组合因素。虽然 CART 已经确定了潜在的基因吸烟的相互作用，但由于 CART 只是一个数据挖掘工具，所以其研究结果还需要外部独立研究的验证。

## 10. 全基因组关联在膀胱癌中的研究

通过高通量 SNP 检测平台全基因组关联研究已经对多种疾病中高达 550 000 个标签 SNP 进行了分层分析。这样的研究导致了许多阴性结果的出现，因为多重检验导致临界 $P$ 值非常低，所以整个基因组只有少数 SNP 与疾病发生的相关性被发现具有统计学意义。这种方法在未研究过的基因和 SNP 中能检测到一定数量最小等位基因频率（MAF）大于 10% 的 SNP，但对于 MAF 小于 5% 的 SNP 能检测出的很少。主要问题在于获得足够共同序列变异覆盖密度的能力。最近发表于前列腺癌和大肠癌方面的研究在 8q24 发现了单核苷酸多态性的变异，这个区域即使在乳腺癌中也没有已知研究过的基因，而膀胱癌中全基因组相关性（WGA）的研究也正在进行中。

## 11. DNA 损伤修复基因多态性与膀胱癌的预后

基因多态性可能用来判断一些事件的预后，如浅表性膀胱癌的复发或进展，或预测肌肉浸润性膀胱癌对放疗和（或）化疗的反应。了解个人的遗传风险资料能让我们基于风险的进展对膀胱镜监视强度进行修改和对肌层浸润性膀胱癌进行个体化治疗。这些研究滞后于病例 – 对照研究，部分原因是这些研究样本量较少，并且只是对一些比较常见的功能意义单核苷酸多态性进行了研究。

（1）作为膀胱癌预后因子的 SNP

Gu 等在 261 例浅表性膀胱肿瘤患者中发现，在 NER 途径基因中发现高风险等位基因数目的增加与浅表性疾病高复发率具有相关性并能缩短无复发生存时间（中位数 6.9 个月与 16.6 个月），但与肿瘤的进展无相关性。Sakano 等在 233 例患者中发现 *XPG* Asp1104His 的变异等位基因与浅表性膀胱癌较高的肿瘤分期（PT1 与 PTA）具有相关性，虽然其总体生存率和肿瘤特异性生存率没有差别，但只有 15 例膀胱癌患者死亡，癌症特异性生存率分别为 92.7% 和 91.4%。Sanyal 等发现在 311 例膀胱癌患者中（79% 的人为浅表性肿瘤），发现 *MSH6* 基因 gly39glu 的等位基因变异可能与疾病分期和分级的增加具有相关性，而 *XPD* lys751Gln 的等位基因变异与死亡风险降低以及肿瘤进展风险降低具有相关性。当 *XPD* Lys751Gln 与 *XPC* Lys939Gln 变异等位基因组合在患者被检测到时，这些患者相比其他患者生存期显著延长（$P < 0.001$）。

(2) DNA 损伤修复 SNP 对体细胞 *P53* 突变的影响

*TP53* 基因突变是肌层浸润性膀胱癌发展中的一个关键事件。香烟烟雾中的致癌物质可导致 *TP53* 突变和 DRC 减少，因为 DNA 损伤修复基因中功能性 SNP 可能导致 *TP53* 和其他重要调节基因的体细胞突变。3 个研究 DNA 修复基因多态性与 *TP53* 基因突变相关性以及通过免疫组化研究 p53 蛋白表达与 SNP 的相关性的小组中，除了 Stern 等在 139 例患者中发现 15 个 *TP53* 基因 G ： C 向 A ： T 的转换的患者中有 5 个与 *XRCC1* 基因751 位密码子纯合子基因型有显著相关性（$OR=3.7$；95% $CI$ $1.1 \sim 1.3$）外，另外两个研究小组的研究结果显示，无论是浅表性还是肌层浸润性膀胱癌都没有发现与该位点有显著的统计学意义。Sakano 等在包含 57 例日本肌层浸润性肿瘤患者的研究中通过免疫组化发现携带 *XPC* 基因 939 位密码子突变型的患者其 p53 蛋白表达阳性率显著低于野生型（$OR < 0.01$，$P = 0.005$）和杂合型（$OR = 0.36$；95% $CI$ $0.16 \sim 0.82$）。然而，这一结果与原来的假设是相反的，TP53 突变状态和采用免疫组化所得到 P53 蛋白表达关系之间仍存在争议。

（3）作为膀胱癌治疗反应预测因子的 SNP

在肺癌和结直肠癌研究中，*XPC*、*ERCC1*、*XRCC1* 等基因变异型等位基因的携带者与野生型等位基因的携带者相比，使用以铂类为基础的化疗方案时效果较差，这与因加合物修复失败使 DRC 减少从而增加顺铂灵敏度这一假设是相反的。Gu 等发现携带 *XPA* 5'-UTR 或 *ERCC6* Arg1230Pro 变异等位基因的膀胱癌患者在进行 BCG 治疗后会缩短无病复发时间。Sanyal 等发现 *XRCC1* Arg399Gln 变异型与介入治疗后复发率减少（$n=22$）及放疗后发生死亡的风险降低（11 例）具有相关性。相反，*OGG1* Ser326Cys 变异等位基因与放疗后死亡的危险增加具有相关性，但没有接受放疗的患者其生存率没有受到影响。

Sakano 等在 78 个患者中研究 NER、BER 和 *HR* 的 SNP，并观察以铂类为基础的化疗方案后的疗效及预后情况。他们在所有的 DNA 修复基因和 NER 通路基因的研究中发现，携带大量变异型等位基因的患者其复发率显著降低（$P = 0.03$），并且在单因素分析中发现变异等位基因总数与癌症特异性生存时间增加具有显著相关性。在对 T3 / 4 的患者进行亚组分析（$n = 38$）时发现 *XRCC1* 基因型与 *XPD* 和 *XRCC1* 基因型组合在多变量分析时分别与肿瘤特异性生存具有相关性。这些数据符合 SNP 变异与 DRC 降低具有相关性，DRC 降低能引起化疗敏感性提高从而改善预后这一假设。因此，有必要对更大样本量人群和更大数量 SNP 进行研究，使 DNA 修复基因多态性与治疗结果之间的相关性更为明确。

即使疾病具有多因素性质，在膀胱癌中单个DNA修复基因单核苷酸多态性研究取得了一些强阳性结果并不出人意料。通路方法结合新的基因分型技术使我们能够更全面地进行多基因多SNP研究，通过大项目或联合攻关并使用新的统计方法使我们能比以前更严格地去研究基因-环境的交互作用。当然，我们对膀胱癌全基因组相关性研究结果期待已久，最终，我们将可能通过遗传变异预测膀胱癌的治疗结果并相应改善护理。

## 参考文献

1. Zhang Y，Sun Y，Chen T，et al. Genetic variations rs11892031 and rs401681 are associated with bladder cancer risk in a Chinese population. Int J Mol Sci，2014，15 (11)：19330-19341.

2. Chen W，Zheng R，Baade PD，et al. Cancer statistics in China，2015. CA Cancer J Clin，2016，66 (2)：115-132.

（朱公建　赵有利　田俊强　整理）

# 尿液肿瘤标志物液体活检在膀胱癌诊断中的应用是目前的研究热点

膀胱癌发病率高，复发率高，且早期手术效果好。长期以来，膀胱癌的诊断和随访监测都有赖于膀胱镜检查和尿液细胞学检查。因膀胱镜检查具有侵入性、有创性，且尿细胞学检查的低敏感性低，对膀胱癌的诊断和随访有一定的限制，所以寻找对膀胱癌早期诊断和复发监测有意义的肿瘤标志物是研究的热点。理想的肿瘤标志物需有以下几个特点：特异性高、灵敏度高、半衰期短，具有器官特异性，能进行疗效检测，并且检测方法灵敏可靠，操作简便。但事实上，多数情况下这种理想状态是难以达到的，通常患者与非患者的测定值有重叠现象，在此情况下如果灵敏度升高，则特异度降低；特异度升高，则灵敏度降低。因此，在选择一项肿瘤标志物的诊断截断点时，要同时兼顾上述两者，并且要根据具体的应用目的，在选择截断点时有所侧重。

## *12.* 主要肿瘤标志物

目前已经有四种膀胱肿瘤标志物获得 FDA 的批准。

（1）ImmunoCyt

ImmunoCyt 是一种新开发的结合了尿细胞学和荧光免疫细胞化学的独创技术，采用尿路脱落上皮细胞中 3 种抗尿路上皮癌的单克隆抗体：M344、LDQ10 和 19A211 检测尿液中的尿路上皮癌特异性的细胞标志，可将普通尿液脱落细胞学的敏感性提高至 77% ～ 91%，对低级别和非肌层浸润性的膀胱肿瘤也有较高的敏感性。该项检查需要在荧光显微镜下观察结果，对器械和场所要求高，且成本高，操作烦琐，对检验医生水平要求较高。

（2）核基质蛋白 22（nuclear matrix protein 22，NMP22）

NMP22 是细胞核基质蛋白成员之一，是细胞核内的结构支架，参与 DNA 的复制、转录和基因表达调控等。NMP22 表达在膀胱癌患者的尿液中显著升高。NMP22 含量与肿瘤大小、分期、分级呈正相关。同样，膀胱癌患者尿液中 NMP22 水平会随着膀胱尿路上皮癌的分期、分级的增加而明显升高。行经尿道膀胱肿瘤电切除术的患者，术后膀胱镜复查，并辅以 NMP22 检测，可预测膀胱癌的复发。但由于泌尿系统感染、结石、前列腺增生、放疗、BCG 治疗、泌尿系腔内器械操作等均会增加 NMP22 的假阳性率，这减弱了 NMP22 的临床实用性。

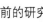

（3）膀胱肿瘤抗原（bladder tumor antigen，BTA）

BTA 又被称为补体因子 H 相关蛋白，膀胱肿瘤细胞与膀胱的基底膜相接触，肿瘤与基底膜表面蛋白受体结合，通过释放出蛋白水解酶将基底膜破坏，产生的基底膜碎片进入膀胱后聚集产生 BTA，可干扰补体途径，使肿瘤细胞逃避免疫系统识别与攻击。目前有 BTA stat 和 BTA TRAK 两种方法来检测尿液中的补体因子 H 相关蛋白。BTA stat 属于定性试验，通过胶体金免疫层析法来进行检测，其灵敏度在低级别膀胱癌中较低，而在高级别膀胱癌中较高。BTA TRAK 属于定量酶联免疫试验，其灵敏度同样在低级别膀胱癌中较低。BTA 检测的主要缺点是易随尿液状态的改变而出现假阳性，如浓缩尿、血尿、行侵入性检查及经 BCG 治疗后。

（4）荧光原位杂交检测技术（fluorescence in situ hybridization，FISH）

FISH 是一种 20 世纪 80 年代初期在原有放射性原位杂交的基础上发展起来的一种非放射性原位杂交技术。它采用荧光素试剂来标记 DNA 制作探针，与肿瘤细胞中目标 DNA 杂交形成结合体，利用荧光显微镜来观察这种结合体，以此来检测细胞的 DNA 在结构和数目上有无改变。因此，通过这种技术可检测到尿液标本里脱落细胞的染色体发生的变化，以此可以判断膀胱癌的发生。膀胱肿瘤病变中最常见的细胞染色体结构和数目上的异常是发生在 3 号、7 号、17 号及 P16 位点突变，而荧光原位杂交检测技术能够检测到尿脱落细胞染色体发生的变化。这种检测技术不断得到发展和推广，现已在临床上成为膀胱癌术前诊断和术后复发监测中的重要检查方法。已有大量文献报道尿脱落细胞的FISH检测在膀胱癌的诊断及复发监测中具有较高的灵敏度及特异性，并对膀胱癌的术前分级有较高的临床价值。FISH技术作为一种分子细胞遗传学检测手段，对操作过程和结果分析的要求都比较高，一些实验因素常会影响检测结果的真实性。

（5）透明质酸（HA）及透明质酸酶（HAase）

透明质酸是广泛分布于人体结缔组织、上皮组织和神经组织的一种黏多糖。其特异性降解酶——透明质酸酶，尤其是HYAL1与多种恶性肿瘤的关系密切而复杂。HYAL1分解HA产生的片段刺激内皮细胞增殖和促进新生毛细血管的生成，在肿瘤转移灶的建立过程中起着重要的作用。HA及HAase不仅存在于肿瘤组织内，在膀胱癌患者的尿液中也明显升高。相关研究结果表明，HA及HYAL1水平与膀胱肿瘤的分期、分级以及肿瘤肌层浸润相关，并且HYAL1与肿瘤复发显著相关。在预测肿瘤肌层浸润和转移方面，HYALI是一个很有潜力的、能独立预测预后的标志物；并且两者的联合检测，对膀胱肿瘤任何级别的肿瘤都有价值，文献报道其敏感性为83% ～ 94%，特异性为77% ～ 93.4%；且在低级别膀胱癌中具有较高的灵敏度。最新研究发现抑制HA-HAase具有抗肿瘤效应，在膀胱癌的治疗中将是一潜在靶点。

（6）基质金属蛋白酶 9（MMP-9）

基质金属蛋白酶类（MMPs）是人体内降解细胞外基质（extracellular matrix，ECM）的主要酶类，在肿瘤的侵袭和转移过程中发挥重要的作用。MMP-9 是 MMPs 家族中的重要成员之一，是由巨噬细胞、中性粒细胞、毛细血管内皮细胞等正常组织细胞和肿瘤细胞分泌的一种糖蛋白，又称明胶酶 B（gelatinase B），其作用底物为明胶蛋白、Ⅳ型和Ⅴ型胶原、蛋白聚糖、弹性蛋白以及粘连蛋白等构成 ECM 的主要成分，在肿瘤细胞介导的 ECM 降解及肿瘤血管形成过程中起关键作用，与多种肿瘤的恶性生物学行为以及预后密切相关。MMP-9 在膀胱癌组织的表达明显高于正常组织，在浸润性膀胱癌组和高级别膀胱癌组中的表达明显高于浅表性膀胱癌组和低级别膀胱癌组，临床分期越晚、病理分级越高，其阳性表达率越高。

（7）生存素（Survivin）

Survivin 蛋白是凋亡抑制蛋白家族成员之一，是凋亡抑制蛋白家族中抗凋亡活性最强的蛋白，细胞凋亡受抑制是恶性肿瘤增殖失控的主要原因。Caspase 级联式激活并溶解蛋白质是凋亡发生的核心机制，Survivin 直接作用于 Caspase，阻止由 Caspase 激活剂或凋亡诱导剂诱导的细胞内相关自噬酶的积累，从而阻断细胞的凋亡过程。Survivin 的分布具有组织特异性，据相关系列研究显示，它高度表达于人的各种恶性肿瘤组织中，并且在低分化和未分化的组织中表达更加明显，在正常人体组织中不表达或仅表达于胚胎组织中。研究发现膀胱癌组织中 Survivin 呈特异性高表达，且与肿瘤分级、分期有关，可作为膀胱癌早期复发的一个预后指标。尿液中 Survivin 对于诊断膀胱尿路上皮癌患者相关研究显示，敏感性 53%，特异性 88%，但对高级别的膀胱癌敏感性仅为 83%。

（8）细胞角蛋白（cytokeratin，CK）

CK 是细胞质内的纤维蛋白，起着构成细胞骨架的作用。它在体内形成不溶于水的中间片段，该片段具有上皮来源的细胞特异性。按照不同的分子量，细胞角蛋白分为 I 型和 II 型，I 型又分 CK9 ～ CK20 等亚型，II 型分 CK1 ～ CK8 等亚型。其中 CYFRA21-1 和 UBC 在膀胱癌中研究较多。

① CYFRA21-1

CYFRA21-1 是 CK19 的可溶性片段，可作为膀胱癌诊断较敏感的肿瘤标志物，用于膀胱癌的早期诊断。CYFRA21-1 在膀胱癌的诊断中可作为一项比较有价值的标志物。有研究显示，浅表性膀胱癌 CYFRA21-1 检测值大大低于浸润性膀胱癌，与肿瘤肿的分级、分期呈正相关，在膀胱肿瘤中其灵敏度和特异性可分别达到 79.3% 和 88.6%。

②尿液膀胱癌抗原（UBC）

UBC 的实质为膀胱肿瘤来源的 CK8、CK18 片段，研究发现膀胱尿路上皮癌患者 UBC 水平明显高于正常对照组、良性疾病组以及其他泌尿系肿瘤组。以 12μg/L 为临界值，诊断膀胱癌的敏感性可达到 82.4%，特异性为 80.0%。Giannopoulos 等的研究结果也表明，UBC 的敏感性和特异性分别为 80.5%、80.2%，提示 UBC 具有较高的敏感性和特异性。

## 13. 新型肿瘤标志物——外泌体

外泌体（Exosomes）包含蛋白质，mRNA 和 miRNA 的分泌囊泡，约 30 ～ 100nm，可以从尿液中分离得到。已发现癌细胞比正常细胞分泌更多的外泌体，这些外泌体分泌到细胞外后一部分被清除，一部分可作用于靶细胞进行信号传导。一项对膀胱癌细胞系和膀胱肿瘤患者尿液中检测外泌体的研究发现，肿瘤细胞外泌体中含有大量 EDIL-3，可促进肿瘤增殖、血管生成、侵袭和转移。研究发现外泌体参与免疫逃逸与耐药性的产生，可作为肿瘤标志物以及药物治疗的靶点。然而，外泌体的检测技术较为复杂、耗时，对外泌体检测的金标准还存在许多争议，且外泌体中包含许多物质，具体的机制、通路还需要更多的研究。

## 14. 肿瘤标志物的联合检测

目前有许多膀胱肿瘤标志物，也不断有新的肿瘤标志物被发现，然而对膀胱肿瘤标志物的研究存在假阳性和假阴性。这些肿瘤标志物达不到预期的诊断价值，所以多种膀胱肿瘤标志物的联合检测会有一定的互补作用。有研究表明，将血红蛋白（H）、BTA（B）、NMP22（N）和 ImmunoCyt（I）4 种膀胱肿瘤

中国医学临床百家

标志物分别与尿细胞学（C）联合检测、单独检测进行对比分析，其中NMP22与尿细胞学的组合对高级别膀胱肿瘤的敏感性和特异性都优于其他3组。在CYFRA21-1、NMP22、UBC、FDP对膀胱癌诊断价值的一项研究中，所有组合中（CYFRA 21-1+NMP22、CYFRA 21-1+UBC、CYFRA 21-1+FDP、UBC+FDP、CYFRA 21-1+NMP22+UBC、CYFRA21-1+NMP22+FDP、CYFRA21-1+UBC+FDP、NMP22+UBC+FDP、CYFRA 21-1+NMP22+UBC+FDP）CYFRA 21-1 + NMP22 是最优组合，敏感性为83%，特异性为83.9%，并且优于单独检测。另一项研究将BTA与NMP22、端粒酶相比，灵敏度最高；BTA与NMP22联合检测，灵敏度达到最优。多种试验及组合表明，联合2种或以上的标志物，可以在很大程度上提高对膀胱肿瘤检测的价值，具有非常大的应用前景，但是哪几种标志物是最适合、最优化的肿瘤标志物，仍然需要大量的研究来进行探索。

## 参考文献

1. Kamat AM, Hegarty PK, Gee JR, et al. ICUD-EAU International Consultation on Bladder Cancer 2012: Screening, diagnosis, and molecular markers. Eur Urol, 2013, 63 (1): 4-15.

2. Comploj E, Mian C, Ambrosini-Spaltro A, et al. uCyt+/ImmunoCyt and cytology in the detection of urothelial carcinoma: an update on 7422 analyses. Cancer cytopathol, 2013, 121 (7): 392-397.

3. He H，Han C，Hao L，et al. ImmunoCyt test compared to cytology in the diagnosis of bladder cancer: A meta-analysis. Oncol Lett，2016，12（1）：83-88.

4. Behrens T，Stenzl A，Bruning T. Factors influencing false-positive results for nuclear matrix protein 22. Eur Urol，2014，66（5）：970-972.

5. 余义，刘飞，黄永辉，等 . 荧光原位杂交技术在膀胱尿路上皮癌诊断中的应用价值 . 临床泌尿外科杂志，2012，27（2）：136-138。

6. 丁一，刘朝东 . 尿脱落细胞的 FISH 检查在膀胱癌诊断及复发监测中的应用 . 医学信息，2014，27（4）：636.

7. Jordan AR，Lokeshwar SD，Lopez LE，et al. Antitumor activity of sulfated hyaluronic acid fragments in pre-clinical models of bladder cancer.Oncotarget，2017，8（15）：24262-24274.

8. Fristrup N，Ulhoi BP，Birkenkamp-Demtroder K，et al. Cathepsin E，maspin，Plk1，and survivin are promising prognostic protein markers for progression in non-muscle invasive bladder cancer. Am J Pathol，2012，180（5）：1824-1834.

9. Gjavotchanoff R. CYFRA 21-1 in urine: a diagnostic marker for endometriosis? Int J Women's Health，2015，7:205-211.

10. Akers JC，Gonda D，Kim R，et al . Biogenesis of extracellular vesicles（EV）：exosomes，microvesicles，retrovirus-like vesicles，and apoptotic bodies. J Neurooncol，2013，113（1）：1-11.

11. Beckham CJ，Olsen J，Yin PN，et al. Bladder cancer exosomes contain EDIL-3/Del1 and facilitate cancer progression. J Urol，2014，192（2）：583-592.

12. Franzen CA，Blackwell RH，Foreman KE，et al. Urinary Exosomes: The

Potential for Biomarker Utility, Intercellular Signaling and Therapeutics in Urological Malignancy. J Urol, 2016, 195 (5)：1331-1339.

13. Yafi FA, Brimo F, Steinberg J, et al. Prospective analysis of sensitivity and specificity of urinary cytology and other urinary biomarkers for bladder cancer. Urol Oncol, 2015, 33 (2)：66.e25-31.

14. Jeong S, Park Y, Cho Y, et al. Diagnostic values of urine CYFRA21-1, NMP22, UBC, and FDP for the detection of bladder cancer. Clin Chim Acta, 2012, 414:93-100.

（龚玉雯　成　慧　田俊强　整理）

# 尿脱落细胞诊断膀胱癌技术的优化与应用

膀胱癌的诊断主要以膀胱镜为金标准，但因膀胱镜检查的侵入性、有创性以及此项检查仍然可漏诊 10% ～ 20% 的乳头状病变和 50% 的扁平病变，所以膀胱癌的早期诊断仍面临许多挑战。行膀胱肿瘤行肿瘤切除术后，一年内复发率为 15% ～ 70%，因其高复发性，故需长期监测。尿脱落细胞学检查因其无创性及较高的特异性，长久以来一直联合膀胱镜检查作为膀胱癌的诊断及随访方法之一。尿脱落细胞在高级别膀胱癌中表现出较高的敏感性与特异性，但对低级别肿瘤，敏感性低，漏检率较高。提高尿脱落细胞检查的敏感性，优化尿脱落细胞学检查，获得高质量的诊断效果一直是研究者追求的目标。

1864 年 Sanders 从膀胱癌患者的尿中发现了癌细胞，从而开启尿细胞学检测作为膀胱癌诊断的大门。尿脱落细胞学展现出良好的应用前景，但限于染色技术，常出现误诊，因此尿脱落细胞学检查技术一直在不断地改进中。

## *15.* 近几年，有一些新的尿脱落细胞检测技术被用来提高尿脱落细胞中肿瘤细胞的检出率

收集患者尿标本，离心取沉渣涂片，经染色寻找肿瘤细胞，诊断基于尿液中有形细胞成分的数量，脱落细胞胞浆、胞核的异型性和核浆比的改变。常规染色包括 HE、瑞氏、姬姆萨、巴氏染色和嗜银染色法等，可单独或联合应用。为了提高脱落细胞学检查的敏感性，一般从尿标本的采集、尿标本的处理以及尿标本制片技术等几个方面进行改进，且近几年也发展出一些新的尿脱落细胞检测技术，被用来提高尿脱落细胞中肿瘤细胞的检出率。

（1）尿标本的采集

采集方式：一般通过自然排尿，可以采用膀胱冲洗获取更多的细胞数量。一项研究表明，膀胱冲洗液细胞学检查的敏感性、特异性均明显高于同期的自然排尿细胞学检查，认为该项检查在尿路上皮性肿瘤的随访中是一项有效措施；但目前这种做法也有一些争议，有些学者认为膀胱冲洗并不能提供有效的帮助，还增加了尿道损伤和肿瘤播散转移的风险。

采集次数：连续数日分次采集标本也可以提高尿脱落细胞学的敏感性。Brown 等收集连续 3 天膀胱癌患者的尿液标本，阳性率分别为第 1 天 41%、第 2 天 41% 和第 3 天 61%。以此为基础，

李彬等进一步证明了尿脱落细胞学的阳性率可随着送检次数的增加而增加。

采集种类：有学者建议取清晨第一次清洁中段尿液进行检验，也有研究者认为细胞在膀胱内存留时间太长而退变，新鲜尿标本可以获得比清晨第一次尿标本更好的敏感性，故早晨起床第一次排尿不能用作检查，在临床上通常留取清晨第二次新鲜尿液进行尿脱落细胞学检查。

（2）尿标本的处理

增加细胞沉淀：临床工作中发现尿液脱落细胞一般比其他腔积液细胞量少，传统离心涂片法对那些清亮、细胞较少的尿标本常常无沉淀产生、制片不成功或出现大量的无细胞涂片，容易漏诊。所以将尿液离心后，将沉渣吸出，放入 1.5ml 尖底离心管内再离心制片，可以很容易地将细胞集中，制片细胞量多、分布均匀、结构清晰、形态保存完好、重叠现象较少，对细胞特别是肿瘤细胞的识别更加准确，提高了阳性率。

祛除红细胞：血尿时，红细胞影响涂片背景，易误诊。有研究在离心尿标本时加入蒸馏水破坏红细胞，使沉渣高度浓缩，背景清晰，从而提高了癌细胞检出率。在沉淀物中加入冰醋酸与乙醇混合液（冰醋酸 10ml、乙醇 20ml、水 70ml），一方面 10% 的冰醋酸和低浓度的乙醇均可使红细胞破裂，并减少蛋白样物质；另一方面，低浓度的乙醇还可以使细胞固定，因此涂片中细胞更集中，背景更干净。

（3）尿标本的制片

改良滤膜技术：改良滤膜技术使细胞学检测的阳性率比传统离心法提高了 9.5%，可以处理大量尿液。改良的滤过膜方法运用自然渗透过滤，避免细胞丢失，消除细胞变形，保留了背景细胞和少量红细胞。由于滤膜上的细胞是自然吸附在上面，玻片轻压时易粘在玻片上，滤膜涂片可立即固定，保证了细胞核染色质清晰，核仁明显，提高了尿脱落细胞检查的阳性率和准确性。

（4）新型尿液脱落细胞检测技术

液基细胞学技术（1iquid based cytology，LBC）：1996 年美国 FDA 批准了改善的制片技术液基细胞学技术。该技术是将标本收集装入有特殊缓冲固定液的容器中，然后通过计算机控制的精密过滤膜技术，去掉涂片上的杂质，将细胞均匀分散贴附在载玻片上制成涂片的技术。它是运用机械、气动与流动力学原理，利用全自动设备将细胞涂成均匀的薄层标本。该项技术减少了人工操作的烦琐和人为因素的干扰，而且大大减少了遮蔽视线的血液、黏液和炎细胞的数量，提高了制片质量。国内从 2001 年开始液基细胞学检查筛选宫颈癌的研究，广泛应用于妇科标本的检测，作为阴道、宫颈上皮病变的筛查及诊断手段，现已发展至非妇科疾病的诊断，在膀胱癌的诊断中也已开始应用。相关研究报道液基细胞学制片标本满意度和敏感度明显高于传统涂片，提高了阳性诊断率。目前常见的几种液基细胞学检查技术有：新柏氏

TCT 技术、超柏氏 LCT 技术、利普液基细胞学 LPT 技术、国产液基细胞学技术如 LBP。

## *16.* 目前尿液流式细胞术仍需要更多的研究来证实其对于诊断膀胱癌的价值

运用流式细胞仪检测尿液细胞悬液，由计算机收集参数（DNA），根据细胞核中 DNA 的定量测定及细胞周期动力学的分析，从分子水平对膀胱肿瘤进行定量诊断及预后判断。利用 FCM 可对肿瘤做出早期诊断，并判断肿瘤的生物学行为、恶性程度、复发情况，以指导治疗方法的选择。相关研究表明，快速增殖的细胞内血红素生成受限，产生和积聚更多的 5- 氨基乙酰丙酸（ALA）衍生物衍生的卟啉。在一项研究中建立了一种人工模型，由健康志愿者提供的膀胱尿路上皮细胞（NBECs）和膀胱癌细胞系（TCCSUP）组成，与 Hexaminolevulinate（HAL）孵育后，用流式细胞仪检测其中原卟啉IX的水平，HLA 是 ALA 的己酯可高选择性地诱导细胞内卟啉的产生。此种方法简单、可靠、客观，对筛查与监测膀胱癌患者具有很大的可行性。尽管该技术目前不是最佳的，但是可以通过使用合适的光源和过滤器来大大改善。在另一项研究中，用自动化尿流式细胞仪检测尿液中同型红细胞对于有血尿待查的患者确诊膀胱癌是一种可靠的方法。但目前尿液流式细胞术仍需要更多的研究来证实其对于诊断膀胱癌的价值。

虽然尿脱落细胞学在诊断膀胱癌方面有许多的改进与优化，用以提高其检测的敏感性和对临床的指导性，但是目前的一些新技术、新方法仍然不能满足临床对于膀胱癌患者的早期诊断与随访监测的期望。因此，对于尿液脱落细胞学在诊断与监测膀胱癌中的价值也需要根据临床具体情况进行评估与认识。

## 参考文献

1. Babjuk M，Eurqer M，Ziqeuner R，et al.EAU Guidelines on Non Muscle invasive Urothelial Carcinoma of the Bladder: Update 2013. Eur Urol，2013，64（4）：639-653.

2. 徐志韧，翟宇，陈金东 . 膀胱移行细胞癌中尿脱落细胞学检查的应用 . 吉林医学，2011，32（19）：3900-3901。

3. 赵晓丽，王云帆，岳常丽，等 . 尿脱落细胞学 735 例临床病理分析 . 临床与实验病理学杂志，2015，31（8）：860-863，868。

4. 林天海，张朋，魏强 . 晨尿标本和新鲜尿标本对尿脱落细胞学检查的影响 . 成都医学院学报，2012，7（03）：396-398.

5. 李红全，唐颢 .TCT 与传统涂片在尿脱落细胞学检测中的对比研究 . 河北医药，2014，36（20）：3079-3081.

6. 俞志钢，刘文，胡海霞，等 . 液基薄层细胞学检测在尿液、脑脊液脱落细胞学检查中的应用 . 解放军医药杂志，2012，24（5）：32-34.

7. 杨青，李俊 . 膀胱癌尿脱落细胞学检查与尿液肿瘤标志物研究进展 . 安徽医药，2012，16（4）：528-529.

8. Muto S，Suqiura S，Nakajima A，et al. Isomorphic red blood cells using automated urine flow cytometry is a reliable method in diagnosis of bladder cancer. Int J Clin Oncol，2014，19（5）：928-934.

9. Ok BG，Ji YS，Ko YH，et al. Usefulness of urine cytology as a routine work-up in the detection of recurrence in patients with prior non-muscle-invasive bladder cancer: practicality and cost-effectiveness. Korean J Urol，2014，55（10）：650-655.

（龚玉雯　成　慧　田俊强　整理）

# 荧光原位杂交技术在膀胱癌诊断中的应用

目前临床诊断膀胱癌的主要手段仍依赖尿脱落细胞学检查和膀胱镜下取活检。尿脱落细胞学的检查优点是方法简便、无创，是膀胱癌诊断和术后随访的主要方法；缺点是该方法对检测人员技术要求很高，需长期培训才能对镜下涂片做出准确判读。尿标本中细胞数量少、具有非典型性或发生退行性变，泌尿系感染、结石以及膀胱灌注治疗等可以导致尿脱落细胞学诊断困难。尿脱落细胞学检测敏感性低，一般不会超过50%。膀胱镜和活检是诊断膀胱癌的金标准，通过膀胱镜可以发现是否有肿瘤，明确肿瘤的数目、大小、形态和部位等信息，但膀胱镜也并非完美，一些原位癌很可能和周围组织无明显区别，常常漏诊。此外，膀胱镜为有创检查，患者痛苦，尤其是男性患者，易出现疼痛、出血，依从性不高，这也限制了膀胱镜在伴有其他疾病或需频繁接受膀胱镜检查的患者的应用。

随着分子细胞遗传学的快速发展，人们发现30多种染色体基因位点在膀胱癌中表达异常。其中以 *P16* 基因缺失，3、7、17号染色体非整倍性发生频率最高，四者联合诊断检测率敏感性最高。FISH 技术是检测这一遗传学改变的标准方法。在膀胱癌检测中通常使用的探针有两种：区域探针（Loeus-specifie probe，LSP）和着丝粒探针（Geniromeric probe，CEP），LSP 探针多为 GLPp16 探针，杂交于染色体的特定区域，可寻找染色体上特定基因的改变，多为染色体的缺失。CEP 探针包括 CSP3 探针、CSP7 探针、CSP17 探针，他们可通过碱基互补配对杂交于肿瘤细胞内不同染色体的着丝粒，在荧光显微镜可以观察到任意一个目标染色体的单体倍增或多体倍增所导致的拷贝数改变。

　　FISH 技术在国外已被 FDA 批准用于膀胱肿瘤的临床检测。Maria 等利用 FISH 技术检测其阳性率在 T1 期患者中的为 80%，在 T2 期、T3 期患者中阳性率均为 100%。并指出 3 号、7 号、17 号染色体扩增比 *9P21* 缺失更频繁，*9P21* 缺失在 pT2G3 中发生率为 50%，在 pT3G3 为 80%，而在 pT1G1 中没有发现其缺失。在监测尿路上皮癌复发的研究中，Brian 等表明，在膀胱镜检查未发现病变而 FISH 检测阳性的患者中，50% ～ 80% 在未来 29 个月内发生肿瘤复发，其中 34% ～ 62% 和 40% ～ 67% 的 FISH 检测阳性者分别在未来的 6 个月和 9 个月内发生肿瘤复发。除监测膀胱癌复发外，FISH 技术也被 FDA 批准作为血尿患者膀胱癌筛查的一种方法。有报道 FISH 技术在血尿患者膀胱癌筛查中的敏感性和特异性分别是 67% 和 78%。

我国学者王玉杰等通过 GLP16/CSP17、CSP3/CSP7 探针对 56 例尿路上皮癌患者进行检测，其灵敏度为 89.3%，高于膀胱镜检查的灵敏度（61.5%）；在 24 例非尿路上皮癌患者中 FISH 的特异度为 100.0%，高于膀胱镜检查的特异度（85.7%）；在病理学低级别的肿瘤中，FISH 的灵敏度明显优于膀胱镜检查（90.0% *vs.* 25.0%）；在病理学高级别的肿瘤中，这种优势不明显，分别为 87.5% 和 75.0%；在临床分期的比较中，对于 Ta-T1 期肿瘤的灵敏度明显优于膀胱镜检查，分别为 87.5% 和 66.7%；在 T1-T31 期肿瘤的灵敏度稍高于膀胱镜检查，分别为 100% 和 50%。说明 FISH 可以更好地对膀胱癌诊断及病理分级和临床分期进行评估。

在临床分期的比较中，FISH 技术的灵敏度也优于尿脱落细胞学检查。梁朝朝等通过应用 GLP16/CSP17、CSP3/CSP7 探针对 100 例血尿患者分别进行尿脱落细胞学检查和 FISH 技术检测，同时通过 20 例正常患者建立诊断阈值，研究发现 FISH 技术的敏感性和特异性分别为 93.6% 和 75.5%，尿脱落细胞学的敏感性和特异性分别为 46.8% 和 100%。

另外，FISH 技术在鉴别恶性细胞与炎症细胞上也有很大优势。一些肿瘤标志物如 BAT-Stat 和 NMP22，在泌尿系感染、结石、异物中都有很高的假阳性率。研究认为，肿瘤恶性度越高染色体的不稳定性也越高，利用 FISH 技术检测可根据染色体突变情况评估肿瘤的生物学行为，了解肿瘤预后，这提示 FISH 技术在膀胱癌诊断中有着更广阔的应用前景。

　　但是，FISH 技术也有其局限性，因其涉及因素较多，温度、pH、溶液浓度、时间控制都要严格把握；荧光基团遇强光会产生光漂白现象，故探针要避光；甲酰胺为致畸剂，操作过程中要注意防护，勿与皮肤直接接触。计数时微弱的荧光信号不计数，小而圆的细胞不计数，计数大而形态不规则的细胞（此为尿液脱落细胞）。建立合适的参考值是诊断的基础，到目前为止尚无统一阳性判断标准，因此 FISH 的应用还有待于大规模的临床研究来规范诊断标准。

　　总而言之，FISH 技术检测无创、快速且检出率高，在膀胱肿瘤早期诊断中优于膀胱镜和尿脱落细胞学检查方法；FISH 技术检测的灵敏性高于膀胱镜和尿脱落细胞学检测技术，但其特异性低于尿脱落细胞学，可能与其阈值建立较低有关；FISH 方法是否可取代膀胱镜检查仍需进一步的临床研究。目前关于此项技术在膀胱肿瘤诊断中的应用价值正在进行大规模的临床研究，将为中国人群膀胱癌非创伤性、非痛苦性且高特异性、高灵敏性的早期快速诊断方法的建立提供理论依据。

## 参考文献

1. Gopalakrishna A，Longo TA，Fantony JJ，et al.The diagnostic accuracy of urine-based tests for bladder cancer varies greatly by patient.BMC Urol，2016，16(1)：30.

2. Lavery HJ，Zaharieva B，Mcfaddin A，et al. A prospective comparison of Uro

Vysion FISH and urine cytology in bladder cancer detection.BMC Cancer, 2017, 17(1): 247.

3. Zhang S, Wang Y, Bondaruk J, et al. Detection of Bladder Cancer in Urine Sediments by a Novel Multicolor Fluorescence In Situ Hybridization (Quartet) Test. Eur Urol Focus, 2018.

4. Seideman C, Canter D, Kim P, et al. Multicenter evaluation of the role of Uro Vysion FISH assay in surveillance of patients with bladder cancer: does FISH positivity anticipate recurrence?World J Urol, 2015, 33(9): 1309-1313.

（石 洁 成 慧 整理）

# 基因组学、蛋白组学和代谢组学在膀胱癌诊断中的应用价值

为了有效、合理地降低膀胱癌发病率，获得准确的早期诊断是非常必要的。从过往的经验看，膀胱癌的诊断策略依赖于膀胱镜和尿细胞的结合。然而，膀胱镜的使用非常昂贵，且对患者来说有一定的损伤。经尿道膀胱镜虽然对膀胱癌的诊断方便，但是灵敏性较低，会降低诊断的可靠性。因此，开发新的简便可靠的诊断方法对于区别膀胱肿瘤与非肿瘤以及 NMIBC 与 MIBC 是非常必要的。

## *17.* 提高基因组学在膀胱癌的临床诊断价值，发现特异性及敏感性更高的尿液膀胱肿瘤标志物是泌尿外科科研工作者今后的努力方向

近年来新的膀胱癌早期诊断生物标志物探索研究有 DNA 甲

基化和 miRNA，这是一个重要和高度热门的领域，但要运用于临床还需更进一步的研究，期待发现一些与膀胱癌相关的新基因，为该病的诊断、治疗提供更多有价值的信息。

DNA 甲基化的改变可直接导致基因组突变或表观遗传学的改变，从而引起肿瘤的转化。已经证实了一些基因在膀胱癌早期发生频繁的甲基化，这些基因包括膀胱癌染色体缺失候选区域 1（*DBCCR1*）、内皮素受体 B（*EDNRB*）和配对盒基因 6（*PAX6*）。Nakagawa 等研究发现膀胱上皮中 3 个（或以上）的 CpG 岛（CpG island，CGI）都发生甲基化，在正常人、浅表性膀胱癌患者和浸润性膀胱癌患者中的发生率分别为 0、38% 和 59%，CGI 多甲基化在浸润性肿瘤的发生率显著高于乳头状肿瘤。DNA 甲基化在膀胱癌中的应用主要在以下 3 个方面：肿瘤筛查和风险评估、肿瘤的病理分型、膀胱癌治疗及监测。Chung 等报道用 DNA 甲基化方法检测膀胱癌患者的尿沉渣，根据多基因预测模型，发现了 6 个甲基化标志物（MYO3A、CA10、SOX11、NKX6-2、PENK、DBC1），分析其中的（MYO3A、CA10、NKX6-2、DBC1 或 SOX11）4 个标志物，得到敏感性为 81%，特异性为 97%。进一步分析，该方法对非肌层浸润性膀胱癌（Ta、Tis 和 T1）的敏感性为 81%；对于肌层浸润性膀胱癌（T2、T3 和 T4）的敏感性为 90%。Yu 等研究报道用 qMSP 方法检测中国膀胱癌患者的尿沉渣，分析一组 DNA 甲基化的标志物，为检查膀胱癌提供更具敏感性和特异性的方法。检测 23 例非肿瘤尿路损伤患者的尿沉渣样品，分析结果中 3 例有 4 个基因 DNA 甲基化的发生频率为 6 次。检测 132 例膀胱癌患者尿沉渣 18 个基因标志物（SALL3、CFTR、ABCC6、HPR1、RASSF1A、MT1A、RUNX3、ITGA4、BCL2、ALX4、MYOD1、DRM、CDH13、BMP3B、CCNA1、RPRM、MINT1、BRCA1），分析结果中 121 例有 11 个基因 DNA 甲基化，敏感性为 91.7%，特异性为 87%。其基因 DNA 甲基化与美国研究报道的基因不同。

染色质重塑（chromatin remodeling）是表观遗传修饰模式中的一种重要机制，其中的任何一个环节发生异常都会影响基因的正常表达，从而引起很多复杂的疾病。如果突变引起抑癌基因或调节细胞周期的蛋白出现异常，则可能会导致癌症的发生和发展，所以研究人员对膀胱尿路上皮癌中染色质重塑相关基因进行了研究。

由深圳华大基因研究院、深圳市第二人民医院等单位组成的科研团队对 99 例膀胱癌患者的组织样本进行了全基因组测序和全外显子测序，共发现 13 个重要的新突变基因和 24 个已知突变基因如 *TP53*、*HRAS*、*FGFR3*、*PIK3CA* 以及 *KRAS* 等。在所发现的新突变基因中，位于 X 染色体上的 *STAG2* 基因显得尤为特别，该基因发现了与姐妹染色单体结合及分离（sister chromatid cohesion and segregation，SCCS）相关的基因突变，为膀胱癌诊断、治疗提供了新思路。最新研究成果于 2013 年 10 月 13 日在《自然·遗传学》（*Nature Genetics*）杂志上发表。华大基因研究人员还通过转录组测序对 42 对组织样品进行了研究，结果发现有 32 个潜在的基因重排可能会导致基因融合，并证实 *FGFR3* 和 *TACC3* 基因发生了融合。研究还发现，*TACC3* 的高表达不是 *TACC3* 基因自身的扩增导致的，而是通过 *FGFR3* 转录调控因子来调节的。此外，研究结果显示染色体的非整倍体性及不稳定性与膀胱癌发生有关，并使膀胱癌成为首个拥有 SCCS 相关基因突变的癌症。此外，该研究为膀胱尿路上皮癌提供了更全面的综合基因组突变信息，并证明基因突变可影响 SCCS 过程，同时为膀胱癌的诊断和治疗提供了一种新的可能性。在测序结果中，研究人员发现了 8 个与染色质重塑相关的突变基因，除了 *UTX* 基因外，其他 7 个突变基因在原发性膀胱尿路上皮癌中是首次被发现的。在 97 例 TCC 患者样本中，有 59% 的患者染色质重塑相关基因发生了体细胞突变，由此研究人员推测染色质重塑异常可能是导致 TCC 发生及发展的重要机制之一，这为目前难以医治的肿瘤提供了新的分子靶点。

据报道，利用前期工作建立的位点的诊断组合和新筛选的 4 个微卫星位点，对 143 例膀胱病变和非膀胱病患个体的尿沉渣进行盲性分析，同时进行尿细胞学检查。比较二者的结果，结果 89%（97/109）的膀胱癌，86%（6/7）的膀胱内翻性乳头状瘤，3 例膀胱炎（共检测 7 例）和 1 例不明原因血尿患者尿沉渣至少在 13 个位点中的一个检测出异常。19 例非膀胱病变患者的尿沉渣未检测到任何异常，检测到尿沉渣微卫星异常的 3 例膀胱炎和 1 例不明原因血尿的患者，其细胞学也提示核异质或可疑癌细胞。在同时进行的尿沉渣微卫星分析和细胞学检查的 81 例膀胱癌中，细胞学检出率为 51%（41/81），而且主要集中在中晚期患者，微卫星分析的检出率为 90%（73/81），与分期分级无关。12 例微卫星分析阴性的膀胱癌患者中，有 4 例细胞学发现癌细胞。结论是尿沉渣微卫星分析对于膀胱癌的诊断有一定意义。尿沉渣微卫星分析与传统尿细胞学有一定互补作用。膀胱癌检测的分子标志物还有很多，目前尚无足够的临床资料证明这些标志物可取代膀胱镜检在膀胱肿瘤诊断中的作用。但是他们具备快速、简便、非侵袭性及较敏感等优点在临床上有广阔的应用空间。如何提高其临床诊断价值，发现特异性及敏感性更高的尿液膀胱肿瘤标志物，是泌尿外科医生今后的努力方向。

## *18.* 运用蛋白质组学寻找膀胱肿瘤的特异性分子标志物以及药物治疗靶标

随着人类基因组计划（HGP）的顺利实施及人类基因组序列草图的完成，生命科学的研究进入了一个崭新的后基因组时代。基因组学研究的重点也从结构基因组学转向功能基因组学，而蛋白质组学是功能基因组学研究的核心内容。目前，蛋白质组学广泛应用于生命科学领域，并已成为寻找疾病分子标志和药物靶标最有效的方法之一。当基因组学和转译组学出现时，通过大量的工作能从中发现有助于风险分析、诊断、预后及疾病发展监视的生物标志物。然而基于核算方法（基因组、转录组）的主要限制在于对疾病遗传倾向的分析通常不足以鉴定出实际发生的生物过程和发生机制。蛋白质组学的应用可在一定程度上克服上述的局限性。因为蛋白质是生化活动的效应物，从病理生物学的观点出发，遗传分析可以预测疾病发展的风险，但蛋白质组学方法又能显示疾病过程及疾病在治疗中的反应。蛋白质组学技术是探索和研究潜在的生物标志物的理想方法，主要是由于蛋白质组学技术具有高灵敏性和分析能力。蛋白质组学对于大量的、不断增加的蛋白质以及蛋白质片段或者肽段的识别能够产生大规模的数据。这些数据是一些绝对或者相对丰富的蛋白质的重要参考性指标。同时，这些技术具有很大的潜能去研究相互作用分子的相互作用，以及翻译后修饰。

虽然尿液中的蛋白质含量并不高，但研究尿液蛋白质有关健康和疾病的关系仍然是蛋白质组学中很具有吸引力的课题。1997年，Heine 等报道了人类尿液中含有的 13 种蛋白质。但随着方法学的不断深入，2004 年利用双向电泳识别了 1400 个蛋白斑点，引入液相色谱法后，点的和数又有所增加。Adachi 等从健康捐献者的尿液中研究发现，至少有 1543 种蛋白质。

近年来，运用蛋白质组学筛选鉴定肿瘤标志物的研究成为一大热点。这种研究对于寻找膀胱癌肿瘤的特异性分子标志物以及药物治疗的靶标，不仅有理论价值，还蕴藏着巨大的市场前景。蛋白组学可以同时将患者和健康人群的蛋白表达区分开来，对于膀胱癌的早期诊断具有很重要的意义。为了提高现今的临床实践水平，蛋白质组学的方法已经被广泛应用于临床样本的分析，比如尿样、血样或者组织样本中。提取这些样本的目的在于辨别疾病特异性生物标志物和分子特征物（图 1，表 1）。在选择分析策略前，我们必须选择好的特征和参数的实验步骤和方法，比如需要分析的多样性和测试的准确度。一般蛋白组学平台（如质谱分析法）已经被用于全球蛋白质谱以及靶向分析 [ 如多反应监测（MRM），或者免疫技术 ]。另外，由于人类蛋白组的复杂性，因而需要在进行质谱分析前进行蛋白质双向电泳（2DE）、液相色谱或者毛细管电泳。

VIahou 等研究了人膀胱尿路上皮癌（UC）的诊断方法。通过应用蛋白质芯片技术（表面增强激光解析电离飞行时间质谱技术）分析多种成分的蛋白质谱，作为 UC 诊断手段的探索性研究。收集了 UC 患者及其他泌尿性疾病和健康者的 94 个尿液样本，分析发现在 UC 组中有 5 个新型的 UC 生物标志物和 7 种蛋白簇（分子量从 3.3 ～ 133kd），并在膀胱癌中也检测到其中的一种称为防御素的物质。通过标志物，UC 的检出率从 43% 达到 70%，特异性从 70% 达到 86%。将蛋白质标志物和蛋白簇结合应用于诊断，有效地将 UC 检出率的敏感性提高到了 87%，特异性提高到了 66%。这些结果支持用蛋白组学方法发展高敏感的尿膀胱癌诊断测试。Celis 等通过蛋白组学方法在膀胱癌检测到了与膀胱癌相关的四种蛋白：银屑素、银屑病相关脂肪酸结合蛋白、凝胶溶素片断和前列腺素 D2 合成酶。而值得注意的是，继基因芯片后蛋白质芯片的出现使蛋白质组学的研究展现出更加美好的前景。蛋白质芯片具有的快速、并行、自动化和高通量的特点，使其已成为蛋白质组研究的重要手段。

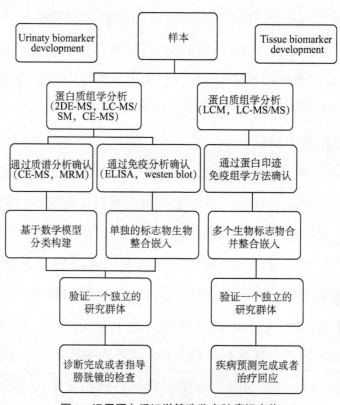

图 1　运用蛋白质组学筛选鉴定肿瘤标志物

表 1　筛选鉴定肿瘤标志物的不同蛋白质组学方法特点

| 方法 | 优点 | 缺点 | 应用 | 其他特征 |
|---|---|---|---|---|
| 双向电泳 – 质谱分析（2DE-MS） | 蛋白质水平的检测信息 | 低通量，低溶解度 | 生物标志物的发现 | 相对定量 |
| 液质联用（LC-MS）（鸟枪法，shot gun） | 高溶解度 | 低通量 | 生物标志物的发现 | 数据分析较为复杂，但是目前最广泛生物标志物发现的手段 |
| 液质联用（LC-MS）（多反应检测，MRM） | 高通量，绝对定量 | 对蛋白类型的肽段有要求，相关的标签昂贵 | 生物标志物的确认 | 有望替代 ELISA 方法靶向定量 |
| 毛细管电泳质谱（CE-MS） | 对天然肽段有高溶解度，重复率好 | 检测时需要将肽段长度改变 | 生物标志物的发现、确认以及完成 | 允许绝对定量，需要的抗体高产 |

# 19. 代谢组学方法有潜力作为膀胱癌诊断的手段之一

代谢组学是对发现新的疾病生物标志物或过程的科学研究有前途且有用的方法。代谢组学的最终目标是与基因组学、转录组学和蛋白质组学结合去实现代谢组动力学完整的理解。所有生物学数据的可用性将提供适用于医学、药剂学、发酵技术和基础生物学的基本线索。因此，独立研究领域之间的整合对实现大规模的生物学分析是必要的。

由于尿液可以直接接触在膀胱中的致癌物质，尿液的收集非常方便并且它的代谢研究是非侵入性的。因此，我们有很多不同的平台，运用不同的方法如 LC-MS、GC-MS，NMR 已经被运用，表明代谢组学方法非常有潜力作为急性膀胱癌诊断的手段之一。然而，现今的大部分研究都是小样本量，没有考虑尿样混淆因子的影响。另外，这些研究还没有完全确定以他们实验为基础的方法是否可以作为代谢标志物。再次，代谢组学预测膀胱癌患者的生存率还没有被评估。

代谢组学是功能基因组学和系统生物学研究不可或缺的重要组成部分，是通过考察生物体系受刺激或扰动前后（如将某个特定的基因变异或环境变化后）代谢产物的动态变化，研究生物体系代谢网络的一种技术。由于能够更为真实和直观地反映机体对于刺激的综合响应，代谢组学已经在疾病研究、药效检测等多个领域得到了广泛应用。近年来，在药物研发、疾病研究、植物和微生物等领域发展迅速，但在分析技术、方法学和应用等方面急需突破。以非常广泛的化学物质为对象的代谢组学只能用三个关键技术的结合来实现：分析化学、计算机科学和生物学。对代谢组学来说，实验设计是非常重要的，并将对项目的结果产生影响。生物学家们是医药、生化、制药或遗传方面的专家，将提供研究计划和样品，并给出分析结果的解释。分析化学家们进行分离分析和质谱分析将有助于高性能分析方法的开发和产生高质量分析结果设备的维护。计算机科学家们参与生物信息学、软件开发和统计学，将处理大量的代谢组数据并使用统计方法或代谢途径图去获得样品的内在特征。

HMT 的代谢技术将对各个领域提供新的技术支持，并将有助于打开下一代健康和食品科学研究的大门。

## 参考文献

1. Hanada T, Nakagawa M, Emoto A, et al. Prognostic value of tumor-associated macrophage count in human bladder cancer. Int J Urol, 2000, 7 (7): 263-269.

2. Chung KT.The Etiology of Bladder Cancer and its Prevention.J Cancer Sci Ther, 2013, 5 (10): 346-361.

3. Gui Y, Guo G, Huang Y, et al. Frequent mutations of chromatin remodeling genes in transitional cell carcinoma of the bladder.Nat Genet, 2011, 43 (9): 875-878.

4. Frantzi M, Latosinska A, Flühe L, et al. Developing proteomic biomarkers for bladder cancer: towards clinical application.Nat Rev Urol, 2015, 12 (6): 317-330.

5. Jin X, Yun SJ, Jeong P, et al.Diagnosis of bladder cancer and prediction of survival by urinary metabolomics. Oncotarget, 2014, 5 (6): 1635-1645.

6. Eberlin LS, Norton I, Dill AL, et al.Classifying human brain tumors by lipid imaging with mass spectrometry. Cancer Res, 2012, 72 (3): 645-654.

（ 武 丹 成 慧 整理 ）

# 膀胱镜诊断膀胱癌技术的优化和应用

目前，膀胱肿瘤的检查方法很多，其中包括超声检查、泌尿系统平片和静脉肾盂造影、CT 检查、MRI 检查、PET、尿脱落细胞学等。白光膀胱镜（white light imaging，WLI）一直作为诊断和复查膀胱肿瘤的金标准，但一些微小肿瘤、原位癌等仍无法检出，造成漏诊。据相关统计，WLI 的漏诊率可达20%。所以，对膀胱镜检查技术的不断优化和革命，结合其他诊断技术，追求高效、准确、微创、价廉的膀胱癌确诊手段成为膀胱镜诊断膀胱癌中的热点。

荧光膀胱镜操作复杂且价格昂贵，在临床上很难得到普及，致使窄带光成像技术（narrow band imaging，NBI）膀胱镜受到临床医师青睐。相对而言，NBI 的功能与荧光膀胱镜相似，但操作比较简单，操控按钮即可轻松实现白光和 NBI 模式的转换，配合内置高清晰摄像系统和监视器，使图像非常清晰。临床上，越来越多的中心将软镜与 NBI 技术相结合，以达到全膀胱内无

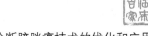

死角地检测与切除病变。RS、CLSM 等新型膀胱镜技术的发展给膀胱癌患者的早期诊断以及无创检查带来了曙光，但要注意目前尚无任何一种检测手段能替代膀胱镜检查在膀胱癌诊疗和随访中的地位。继续研究敏感性和特异性高、简便、无创、经济、可靠的膀胱癌早期诊断方法具有重要的临床意义，相信膀胱镜技术在膀胱癌的诊断中会越来越成熟，应用前景也会越来越广阔。

## *20.* 窄带光成像技术在早期诊断中起着重要作用，可以明显提高膀胱癌患者获益程度，降低漏诊率，提高预后水平

传统的电子内镜使用氙灯作为照明光，被称为白光膀胱镜。这种被称为"白光"的宽带光谱实际上是由红、绿、蓝 3 种光带所组成的。而 NBI 技术是一种光学增强内窥镜检查技术，其原理是将普通白色光通过滤光器过滤成窄带的蓝光（波长 415nm）和绿光（波长 540nm），由于这种波长的光易于穿透黏膜，被血红蛋白吸收，使黏膜下的毛细血管表现为深棕色和绿色，显影更为清晰，而膀胱肿瘤是富血管性的，故 NBI 相当于黏膜染色而无须使用黏膜染色剂，可以增强膀胱肿瘤和正常黏膜的对比度，从而提高膀胱肿瘤的早期诊断率，也被称为电子染色内镜。

膀胱癌是泌尿外科中最为常见的恶性肿瘤，其发病率和死亡率逐年增加。膀胱肿瘤具有多发、易复发以及复发后恶性程度高等特点，其高复发率可能与膀胱内一些微小肿瘤未被发现有

关。因此，在初诊时尽可能完全地发现膀胱内的癌肿病灶并完全清除在膀胱癌的预后中起着决定性的作用。目前临床上诊断膀胱癌主要是依靠 WLI 下的内镜检查技术，临床医师难以发现一些较早期在肉眼下不能显现的病变，往往导致一部分患者膀胱癌的漏诊，从而延误了最佳的治疗时期，最终发展为浸润性或转移性膀胱癌。大量文献报道，NBI 对于微小肿瘤，特别是原位癌的检出率显著高于 WLI。一项关于 NBI 膀胱镜诊断膀胱癌的临床试验显示，NBI 检出膀胱癌的敏感性高达 92.7%，其中对原位癌的敏感性为 89.7%（WLI 仅为 50%），且在 104 例膀胱癌患者中，有 26.9% 的患者仅能在 NBI 下得到确诊。国内有文献报道，NBI 膀胱镜分别使得 Ta 期膀胱肿瘤、原位癌、重度不典型增生的检出率分别提高了 20.2%、200%、200%。因此不难看出，NBI 较之 WLI 膀胱镜能够更为清晰地显示肿瘤组织与正常黏膜组织的界限，对于微小肿瘤特别是原位癌的检出率明显高于 WLI，在早期诊断中起着重要作用，可以明显提高患者获益程度，降低漏诊率，提高预后水平。特别是在怀疑有原位癌或尿脱落细胞学检查阳性而 WLI 膀胱镜检查正常时，也可考虑使用 NBI 膀胱镜进一步检查。若窄光反应呈阴性可不必做随机活检。

目前，经尿道膀胱肿瘤电切术（transurethral resection of bladder tumors，TURBt）是治疗表浅性非肌层浸润性膀胱癌的经典术式，但术后复发率高。据统计，虽然 75% ～ 85% 首次发现的肿瘤是表浅性膀胱癌，但术后 1 年的复发率在 15% ～ 61%。

Herr 等入组了 254 例非肌层浸润性膀胱癌患者，分别在 WLI 和 NBI 引导下行 TURBt 手术，2 年内 WLI 组复发率为 33%，NBI 组复发率为 22%，同时还比较了两组平均无复发生存率的时间（NBI 组 22 个月，WLI 组 19 个月，$P = 0.02$）。此外，Herr 等还在一组 126 例低分级乳头状膀胱癌的队列研究中发现，在 WLI 检查后行手术治疗的患者中有 94% 复发，而通过 NBI 检查后采取手术的患者中仅 62% 复发；在 WLI 检查行手术后复发的肿瘤病灶平均为 5.2 个，而 NBI 检查术后复发的肿瘤病灶平均为 2.8 个。厦门大学附属第一医院选取非肌层浸润性膀胱肿瘤患者分为 WLI 和 NBI 引导下 TURBt 治疗组，生存分析提示两组在无复发生存率上有显著性差异，提示使用 NBI 行 TURBt 更为安全、有效，可显著降低短期内膀胱肿瘤复发率。由此可见，膀胱肿瘤复发率除与其肿瘤生物遗传学特性有关外，更为关键的是与术中 WLI 引导下的微小肿瘤的漏切及切除不彻底有关，尽可能地清除肿瘤病灶有着重要作用，可以明显降低复发率。目前已有 Meta 分析显示 NBI 引导下的 TURBt 可以显著降低膀胱肿瘤近期及远期复发率，建议有条件的中心尽量选择在 NBI 引导下行 TURBt 手术。

因此，不难看出 NBI 技术在膀胱癌的诊断和治疗中都有着 WLI 难以媲美的作用，同时，其在膀胱癌术后的长期随访中也有着相当的地位，即早期发现术后癌肿复发，改善预后，提高患者生存质量。美国 Sloan-Kettering 肿瘤中心随访了 427 例低级别非肌层浸润性膀胱癌行 TURBt 术后的患者，其中 103 例患者出现膀胱肿瘤复发，90 例患者（87%）的复发肿瘤在 WLI 和 NBI 下均可发现，而另外 13 例患者的肿瘤只有 NBI 检出，即 NBI 的早期复发癌肿诊出率可达 100%。

## *21.* 荧光膀胱镜可以灵敏地发现在普通膀胱镜下无法发现的早期微小病变

荧光膀胱镜（fluorescence cystoscopy，FC）检查也称为光动力学诊断（photodynamic diagnosis，PDD），其在临床上的应用最早始于 20 世纪 60 年代，是通过向膀胱内灌注能够高选择性地聚集在肿瘤组织内的光敏剂，如：5- 氨基酮戊酸（5-ALA）或其衍生物氨基酮戊酸己酯（HAL）或金丝桃素（Hypericin），在激光激发下显示为红色荧光，与正常膀胱黏膜的蓝色荧光形成鲜明对比。据统计，普通膀胱镜诊断乳头状膀胱肿瘤的敏感性可达 85% ～ 90%，但对原位癌的诊出率仅有 67%，其对膀胱肿瘤，特别是非肌层浸润性膀胱癌平坦型病变的检出率也要高于普通膀胱镜。此外，非肌层浸润性膀胱肿瘤行 TURBt 术后肿瘤复发率高达 15% ～ 61%，而 FC 可以灵敏地发现在普通膀胱镜下无法发现的早期微小的病变，从而减少肿瘤复发的根源。

但 Stenzl 等研究显示，FC 检查诊断率的提高并不能改善膀胱肿瘤的长期结局，其 TURBt 术后无肿瘤进展生存率为 89.4%，与 WLI 组（89.0%）比较无统计学差异。国内亦有学者在 FC 下行 TURBt 治疗表浅性膀胱癌的 Meta 分析中报道，其术后肿瘤早期及远期复发率均低于普通膀胱镜组（$RR = 0.43$；95% $CI\ 0.23 \sim 0.81$，$P < 0.05$ 和 $RR = 0.78$；95% $CI\ 0.63 \sim 0.96$，$P < 0.05$）。上述研究结果显示 FC 对术后肿瘤的长期结局及预后的影响目前尚有争议，仍有待大样本、更长期的随访实验研究。

（1）5- 氨基酮戊酸（5-ALA）荧光膀胱镜

5-ALA 为亚铁血红素生物合成的最初产物，在血液外产生细胞内荧光物质原卟啉Ⅸ（Protoporphyrin Ⅸ，PP Ⅸ），它可选择性地吸收波长为 $370 \sim 440nm$ 的紫光跃迁为激发态，激发态的 PP Ⅸ分子可释放出一部分热能及能量较低的新光子而回到稳态，形成特有的波长为 $635 \sim 700nm$ 的红色荧光，其在肿瘤组织中 PIP Ⅸ可特异性地积聚，可能是亚铁螯合酶在肿瘤组织中活性降低，从而阻断了 PP Ⅸ向血红素转变，经波长 $370 \sim 440nm$ 激光刺激后产生强烈的红色荧光，与正常的膀胱黏膜的蓝色荧光形成鲜明对比。研究显示，5-ALA 荧光膀胱镜检查诊断非肌层浸润性膀胱癌的检出率较 WLI 的检出率高，特别是在原位癌的检出率上。Jocham 等在一项前瞻性的多中心Ⅲ期临床试验中入组了 146 例非肌层浸润性膀胱癌患者，其中 96% 的患者可被 FC 检出，仅 77% 患者被 WLI 检出，FC 对原位癌的检出率（95%）更是显著高于 WLI（68%）。在 pTa 期和 pT1 期的肿瘤患者中，FC 的检出率亦远高于 WLI（$P < 0.0001$）。在 TURBt 术中，由于其较高的膀胱肿瘤检出率，较之普通膀胱镜可以发现早期、微小的

肿瘤以及原位癌，极大地减少了术后肿瘤残余率。国内有研究表明，FC 相比于 WLI，TURBt 术后早期复发率降低了 61%，显著降低了肿瘤早期复发率。

值得注意的是，细菌感染、化学或放射性膀胱炎所致的炎症反应、炎症增生组织或瘢痕组织均可诱导假阳性结果。另一方面，在炎症增生、9 号染色体单体性或部分缺失、*p53* 突变的病例，可能有 70% 出现假阳性荧光。Junker 等的研究显示：能观测到 5-ALA 荧光但组织学未发现恶性细胞的病灶，有 27% 出现基因改变，59% 出现端粒酶活性增强。可见荧光诊断的假阳性结果低于病理学诊断所得出的结果，从这个意义上说，切除荧光阳性的良性病变也是必要的，可以发现病理尚未诊断的癌前病变。Zaak 等对荧光膀胱镜的荧光强度进行计算机定量分析，建立了良恶性病灶的荧光临界值，使假阳性率减少了 30%，而诊断的敏感性不受影响。

（2）氨基酮戊酸己酯（HAL）荧光膀胱镜

2005 年 3 月，HAL 被正式批准作为膀胱癌的诊断，其作为5-ALA 的己基酯，与 5-ALA 的作用原理相似，但具有更强的脂溶性，进入肿瘤细胞后更容易被吸收，产生强于 5-ALA 2 倍以上的荧光，且分布于尿路上皮的全层，而不局限于浅黏膜层。一项87 例患者的研究表明，HAL 诊断原位癌的敏感性和特异性分别为 94% 和 95%。Geavlete 等在一项 362 例疑似非肌层浸润性膀胱肿瘤的患者中研究发现，使用 HAL 荧光膀胱镜下手术的患者

3 个月、1 年、2 年的复发率均较普通膀胱镜明显降低。

HAL 不同于传统的光敏剂，鲜有光敏性皮炎和膀胱局部症状的出现。Colapaoli 报道过 1 例男性灌注 HAL 后出现了过敏性休克。此外，HAL 同样存在炎症、染色体突变、试剂种类、术前尿液引流不充分、术中止血不彻底以及操作不当等引起的假阳性问题。国外文献报道 HAL 诊断膀胱癌的特异性仅为 43%，即假阳性率可达 57%，并不能提高 FC 诊断的特异性。

（3）金丝桃素荧光膀胱镜

金丝桃素属于萘并二蒽酮类化合物，最早从贯叶连翘中分离出来，是天然形成的最有发展潜力的新型光敏剂之一。Hallewin 等首先报道了使用金丝桃素作为新的具有潜力的荧光剂。其诊断膀胱癌的敏感性（82%）较普通膀胱镜（62%）较高，特异性二者持平（91% *vs.* 98%）。其在膀胱组织内的集聚能力明显高于正常尿路上皮，清除率也较其他光敏剂慢，如果其安全性得到临床认可，有望成为光敏剂市场中的翘楚。

目前国际上对荧光膀胱镜的操作流程尚无统一操作标准，FC 中的荧光强度也多凭借操作者的主观判断，为定性测量，尚无可以客观量化荧光强度的指标。Olivo 等利用激光共聚焦显微镜技术发现荧光强度会随着肿瘤分期的提高而增强。如果可以将荧光强度数据化、操作流程标准化，那么对于膀胱肿瘤患者的诊断及预后会有很好的指导意义。

## 22. 软性膀胱镜大大减少了患者的痛苦

膀胱癌患者术后需要定期膀胱镜检查随访。目前临床上使用的膀胱镜有硬性膀胱镜和软性膀胱镜（以下简称硬镜和软镜）两种。成人用硬镜，管径大小为F18-22，因男性尿道存在生理性弯曲、前列腺增生、先天性膀胱颈太高等原因，故使用硬镜检查时需将阴茎上提，插入尿道，并下压前列腺及膀胱颈口，患者一般比较疼痛；在检查膀胱各壁时，需旋转镜体，也给患者带来明显的疼痛感。尽管在大多数发达国家，硬性膀胱镜往往是在全麻下操作实施的，但在检查完毕后，患者经常会有持续数日不同程度的血尿，有的甚至出现尿道损伤，并发尿道狭窄。患者检查过程中的耐受性及再次复检的依从性较差，严重影响膀胱癌患者诊治与随访，错过了早期发现肿瘤的机会，延误治疗。而软镜的管径一般≤F16，由于管径较细、柔软，可在直视下顺尿道生理弯曲进镜，无上提阴茎、下压前列腺等动作，大大减少了患者的痛苦，因此患者检查时一般无明显疼痛感。金滨等报道，硬镜组患者中有47%的患者在镜检过程中感到轻微疼痛，而软镜组中85%的患者在检查膀胱各壁过程中无论镜体如何旋转、提插均无明显不适，极大地减少了患者检查过程中的痛苦程度。检查后，绝大多数患者即刻排尿无明显疼痛感，术后尿道热发生率低，大部分患者检查后无明显血尿，少数患者检查后有轻度肉眼血尿，经数次排尿后，都能恢复正常。文献报道，硬镜组患者疼痛评分3天后才恢复到检查前水平，而软镜组15分钟即恢复至检查前水平，显著缩短了膀胱镜检查造成的疼痛的恢复时间。据报道，软性膀胱镜检查疼痛轻微，单纯软性膀胱镜检查可以考虑不用任何麻醉剂。此外，软镜镜体可屈曲，向上弯曲210°，向下弯曲90°，在膀胱内无盲区，克服了硬性膀胱镜存在盲区的缺点。在硬镜与软镜门诊检查比较的临床试验中显示，软镜可以极大地减少漏诊率。同时，软镜检查对患者体位要求低，患者除采用截石位外还可采用侧卧位或仰卧位，可用于高危、髋关节不能外展的患者。鉴于此，软镜的适应证比硬镜更为广泛，对不能采用截石位的患者、前列腺增生患者、膀胱颈病变患者、尿道狭窄的定位诊断、观察特殊类型膀胱内情况（如肠代膀胱、膀胱巨大憩室、盆腔脂肪增多症膀胱镜检等）以及硬性膀胱镜无法完成的操作（如膀胱颈悬吊术、肾开放取石术）尤为适用。孙颖浩等利用软镜联合铥激光切除18例非肌层浸润性膀胱癌，具有损伤小、无手术盲区、无闭孔神经反射、精确切割等优点，可以作为非肌层浸润性膀胱癌的有效治疗方式之一，尤其适合一些特殊情况下的经尿道膀胱肿瘤切除术。值得注意的是，软镜不能完全替代硬镜，二者各有利弊。软镜价格较贵，寿命较短，且操作过程中需要十分熟悉膀胱内的空间位置，初学者往往感到很难掌握，尤其是在寻找输尿管开口时较为耗时，使其应用受限。另外，由于软镜管径较小，通道孔相对硬镜为窄，出水较慢，不适合膀胱内大量出血的患者。此外，无论软镜还是硬镜，其在通过膜部尿道时均会引起轻度疼痛，因此在门诊膀胱镜检查当镜体行至尿道膜部时，应嘱患者深吸气放松以减轻不适感。

## 23. 虚拟膀胱镜不能完全代替光学膀胱镜

虚拟膀胱镜（virtual cystoscopy，VC）检查是一种医学影像和计算机技术结合模拟光学膀胱镜的无创检查技术，通过对横断面的影像进行三维重建、精确分割，模拟光学膀胱镜环境并虚拟现实，显示膀胱内病变的区域、肿瘤向外浸润程度以及远处转移的情况，是传统膀胱镜的进一步补充形式，主要有计算机断层扫描（computed tomography，CT）和磁共振成像（magnetic resonance imaging，MRI）两种虚拟膀胱内镜技术。目前研究最成熟的是虚拟内镜对于肠道疾病的诊断，并在美国已应用于临床。

VC 不仅是完全无创、非侵入性的检查，可以减少甚至避免侵入性操作所引起的尿路感染、出血甚至膀胱穿孔等不良反应，更可以实现诸多光学膀胱镜下所不能实现的功能，如测量、转换、视野、视向等。Qu 等对 26 项研究的 Meta 分析，汇总报道了虚拟膀胱镜检查的灵敏度和特异性分别是 93.9% 和 98.1%，显著优于多平面重建和 CT 增强扫描。

但 VC 也有一定局限性，比如不能取活检确诊病变组织病理学诊断，对于一些平坦型病变、原位癌以及黏膜颜色异常改变者诊断敏感性较差。因此，虚拟膀胱镜不能完全替代光学膀胱镜，仅适用于 TURBt 术后病理确诊为移行上皮癌患者的随访，并且要结合尿脱落细胞学检查以及其他一些禁忌或不能耐受膀胱镜检查的患者。

（1）CT 虚拟膀胱镜（CT-VR）

CT-VR 是一种根据螺旋 CT 扫描数据，进行虚拟成像的方法。由于 CT 分辨率高、成像速度快等优点，是目前虚拟膀胱镜研究和应用的首选。Gabr 等在一项对比 CT-VR 和传统光学膀胱镜的试验中发现，CT-VR 对微小肿瘤的诊断具有很高的敏感性，直径 6 ～ 10mm 者可达 100%，＜ 5mm 者敏感性 90%。Karabacak 等亦曾报道 CT-VR 可检测的最小病变面积为 0.2cm×0.3cm；CT-VR 对肿瘤位置的诊断敏感性也很高，顶壁和两侧壁均可达 100%，底部为 92%。此外，他们对 CT-VR 在不同形态肿瘤的诊断敏感性也做了统计，结果发现，其对于息肉状和无蒂肿瘤诊断敏感性达 100%，但对不规则壁增厚型肿瘤的诊断敏感性只有 50%。由此，不难看出，CT-VR 不仅对于息肉和包块型的膀胱肿瘤有着与光学膀胱镜不相上下的诊断能力，还可以提取其有效特征参数评估肿物特征。但由于软组织间分辨率较差，通常无法反映出肿瘤分期，需要患者膀胱排空尿液后注入空气或者造影剂，且 CT 具有辐射性，长期经常性地复查会有很大的致瘤风险。

（2）MRI 虚拟膀胱镜（MRI-VR）

相比于 CT 成像，MRI 成像不仅对软组织有更好的成像对比度，能清晰对人体软组织结构进行成像以外，还可以提供丰富的人体功能信息，充分反映息肉和肿瘤存在的可能。因此，也成为虚拟膀胱镜系统可以使用的成像模态之一。在 T1 加权成像序列中，尿液呈现低信号，膀胱壁为中低度信号，膀胱周围脂肪信号较高，有助于检查扩散至邻近脂肪组织的肿瘤转移和淋巴结转移。而在 T2 加权成像序列中，尿液呈高信号，逼尿肌呈低信号，而大多数肿瘤表现为中等信号。因此，膀胱内的尿液可以作为一种内源性对比剂，避免了 CT-VR 中造影剂注射这一有创性操作。此外，MRI 不具有放射性损伤，由于其对软组织也有更好的成像对比度，不仅可以确定肿瘤的位置和大小，还极大地提高了对于肿瘤分期的准确性。

## 24. 光学相干断层扫描与膀胱镜检查相结合大大提高了黏膜下病变以及原位癌的诊断率，优化了术前的病理分级和临床分期的准确性

光学相干断层扫描（optical coherence tomography，OCT）技术是利用发射红外线或近红外线光束（700 ～ 1500nm）探测组织不同层面的反射特性，根据不同层面组织的反射信号不同提供高分辨率的横断面图像再重建成像，是一种非接触性、非破坏性，有极高的探测灵敏度与噪声抑制能力、无放射性损伤的层析成像。由于肿瘤细胞核浆比例增加，反射信号增强，从而可以区别于正常组织。癌变组织与正常组织不同的光谱特性和结构，可以探测人体组织的早期癌变。

OCT 技术可以与膀胱镜检查相结合。由于膀胱壁 3 层结构对红外线的反射特性不同，黏膜层、黏膜下层及肌层可以清晰地分别显示，大大提高了黏膜下病变以及原位癌的诊断率，并且还优化了术前的病理分级和临床分期的准确性。

有文献报道，OCT 技术应用于膀胱镜后敏感性可达 100%，特异性为 89%。Ren 等报道的三维 OCT，其敏感度和特异度分别为 95.3% 和 92.3%。Schmidbauer 等在 68 例患者中将 OCT 技术与 FC 技术结合应用，发现可将诊断膀胱肿瘤的特异性从 62.5% 提高到 87.5%，即显著降低了单纯应用 FC 时较高的假阳性率。有文献报道，交叉极化 OCT 可以同时提供交叉极化和共极化影像，在诊断膀胱恶性扁平病变的敏感性（93.7% *vs.* 81.2%，$P$ < 0.0001）、特异性（84% *vs.* 70%，$P$ < 0.001）和准确率（85.3% *vs.* 71.5%，$P$ < 0.001）均高于普通 OCT。

## 25. 其他技术创新也为膀胱癌的诊治带来新的希望

拉曼光谱（raman spectroscopy，RS）、激光扫描共聚焦显微镜（confocal laser scanning microscope，CLSM）、双光子激光显微镜技术以及光声成像技术等是目前在光学膀胱镜研究开发领域中备受关注的新兴技术。RS 技术是将特定波长的激光照射在组织表面，其散射光的波长和能量会发生变化，而其入射光与散射光的能量差即为拉曼位移。不同的分子有其各自的拉曼位移特征。因此，利用 RS 可以获取组织分子结构的组成从而绘制出一张受检组织的假色图。由于组织病理学改变通常会伴随分子组成的变化，故 RS 可为其病理学改变提供客观的依据。目前 RS 的研究主要集中在离体肿瘤标本中，国内王磊等研究了 RS 在膀胱肿瘤和前列腺肿瘤诊断中的应用，结果显示其诊断离体肿瘤组织和正常组织的敏感度和特异度均在 85% 以上。Draga 等首次进行了 RS 的体内试验，发现 RS 诊断膀胱肿瘤的敏感度为 85%，特异度为 79%。CLSM 不仅能够观察传统显微镜下所能看到的细胞、组织切片，还利用了共轭聚焦原理和装置，通过计算机对所观察的对象进行数字图像处理和分析，可以对活细胞的结构、分子、离子及生命活动进行实时动态观察和检测，并且通过膀胱镜的钳道结合在膀胱镜上，无须活检即可实时区分良恶性组织，甚至对肿瘤进行分级。双光子激光显微镜技术是结合了激光扫描共聚焦显微镜和双光子激发技术的一种新技术，不需要共聚焦针孔，提高了荧光检测效率，对细胞的光毒性更小，穿透力更强。光声成像技术是根据生物组织对光的吸收分布反映组织结构的一种新兴的成像模式，它集合了纯光学成像技术的高对比度以及纯超声成像技术的高分辨率、高穿透深度等优点，非电离且能够对组织功能成像，也是目前新颖的成像手段之一。

## 参考文献

1. 何宗海，卢一平. 窄波成像在膀胱癌早期诊断中的应用进展. 华西医学，2012，27（10）：1578-1581.

2. Herr HW. Randomized trial of narrow-band versus white-light cystoscopy for restaging (Second-look) transurethral resection of bladder tumors. Eur Urol, 2014, 67 (4): 605-608.

3. 李伟，张开颜，陈斌，等. 窄带显像膀胱镜引导下经尿道膀胱肿瘤电切术降低膀胱肿瘤术后复发率. 中国内镜杂志，2014，20（5）：531-535.

4. Kang W, Cui Z, Chen Q, et al. Narrow band imaging-assisted transurethral resection reduces the recurrence risk of non-muscle invasive bladder cancer: A systematic review and meta-analysis. Oncotarget, 2017, 8 (14): 23880-23890.

5. Karaoglu I, van der Heijden AG, Witjes JA. The role of urine markers, white light cystoscopy and fluorescence cystoscopy in recurrence, progression and follow-up of non-muscle invasive bladder cancer. World J Urol, 2014, 32 (3): 651-659.

6. Geavlete B, Multescu R, Georgescu D, et al. Treatment changes and long-term recurrence rates after hexaminolevulinate (HAL) fluorescence cystoscopy: does it really make a difference in patients with non-muscle-invasive bladder cancer (NMIBC)? BJU Int, 2012, 109 (4): 549-556.

7. 朱汝健. 电子软性膀胱镜检查术的初步体会（附 8 例报告）. 浙江省泌尿外科学男科学学术年会 .2015.

8. 钱庆鹏，于广海. 软性膀胱镜检查疼痛情况探讨及麻醉方法的选择. 现代泌尿生殖肿瘤杂志，2014（6）：337-339.

9. Stagnitti A, Barchetti F, Barchetti G, et al. Preoperative staging of colorectal cancer using virtual colonoscopy: correlation with surgical results. Eur Rev Med Pharmacol Sci, 2015, 19 (9): 1645-1651.

10. Gabr AH, Elbadry M, Elsherief A, et al. Computed tomography-virtual cystoscopy in the evaluation of a bladder mass: Could it replace standard conventional cystoscopy? Arab J Urol, 2013, 11 (4): 369-374.

11. 肖丹. 基于虚拟膀胱镜的肿瘤检测和初步分期方法研究. 西安：第四军医大学，2015.

12. 韦荣超，吴承耀，张振声，等. 膀胱镜检查在膀胱癌诊断的研究进展. 第二军医大学学报，2012，33 (11): 1257-1259.

13. Lerner SP, Goh A. Novel endoscopic diagnosis for bladder cancer. Cancer, 2015, 121 (2): 169-178.

14. Kamaya A, Vaithilingam S, Chung BI, et al. Photoacoustic imaging of the bladder: a pilot study. J Ultrasound Med, 2013, 32 (7): 1245-1250.

15. Wang L, Fan JH, Guan ZF, et al. Study on bladder cancer tissues with Raman spectroscopy. Guang Pu Xue Yu Guang Pu Fen Xi, 2012, 32 (1): 123-126.

（彭 程 冯 彬 整理）

# 膀胱癌的预后判断和评价

全球每年约有 35 万例膀胱癌新发病例。临床上，膀胱癌主要分为非肌层浸润性膀胱癌和肌层浸润性膀胱癌。复发率较高，非肌层浸润性膀胱癌的复发率为 70% ～ 80%，低级别和高级别分别有 1% ～ 2% 和 1% ～ 45% 的概率将进展为肌层浸润性膀胱癌。肌层浸润性膀胱癌的 5 年生存率为 50%。如何预测膀胱癌的预后一直是泌尿外科临床的一个难题。

## 26. 临床病理因素用于膀胱癌的危险分层

一些临床病理因素用于膀胱癌的危险分层，包括肿瘤的分期、分级、大小、数目、形态、部位、有无原位癌、有无淋巴结转移、病理类型、发病年龄、复发时间和频率等。研究发现非肌层浸润性膀胱癌的大小、数目、分期、分级直接影响患者的预后和生存率。与非肌层浸润性膀胱癌进展密切相关的因素是术中输血、组织学分级、复查次数及肿瘤的复发频率（尤其是术后 3 个月时有无复发）。与复发相关的主要因素是症状持续时间、组织学分级及术中输血。影响转移的主要因素是：肿瘤多灶性、肾积水、显微镜下生长形态及肿瘤的复发频率；位于膀胱颈处的肿瘤预后较差。多灶性膀胱肿瘤出现转移的风险为单灶性肿瘤的 5 倍。肿瘤 T 分期、淋巴结转移、肾积水、新辅助化疗及肥胖是局部肌层浸润性膀胱癌患者的预后影响因素。

各种预后因素中肿瘤分级和分期最为重要。膀胱癌各期患者 5 年生存率分别为 Ta ～ T1 期 91.9%、T2 期 84.3%、T3 期 43.9%、T4 期 10.2%；各分级患者 5 年生存率分别为 G1 级 91.4%、G2 级 82.7%、G3 级 62.6%。膀胱癌发生肌层浸润的风险：T1 期（18%）是 Ta 期（9%）的 2 倍；出现进展的风险：G3 级（30%）是 G1 级（6%）的 5 倍。一组长达 20 年的随访资料发现，T1G3 膀胱癌出现疾病进展风险高达 45%，而 TaG1 膀胱癌仅为 14%。浸润性膀胱癌术后 1 年、3 年、5 年生存率分别为 85.4%、55.4%、18.3%，合并淋巴结转移者 1 年、5 年生存率分别为 20.0% 和 0，无淋巴结转移者为 90.6% 和 38.6%。G2 肿瘤的复发风险为 G1 肿瘤的 2.2 倍，G3 肿瘤则为 5.35 倍。然而，上述临床病理因素只限于预测临床结果，无法精确预测所有膀胱癌的生物学行为和预后。对于同一分期、同一分级的患者，采用相同的治疗方法，其预后可能完全不同。又如 T1G3 膀胱癌虽属浅表性肿瘤，但异质性明显，预后不佳。因此，建立预测的生物标志物并发展靶向治疗具有重要意义。

## *27.* 许多肿瘤标志物相继被发现，并用于预测膀胱癌预后

近 20 年随着分子生物学的迅猛发展，对肿瘤分子机制的认识日益深化。人们开始重视肿瘤"内在"的影响因素，即在分子水平上对影响膀胱癌发生、进展、转移的预后因子进行探讨，许多肿瘤标志物相继被发现，并用于预测膀胱癌预后。

尿路上皮癌的分子基因改变包括相互关联的 3 个过程：①染色体的改变，触发了最初的致癌事件；②细胞周期调控及正常凋亡过程紊乱导致肿瘤细胞增殖；③细胞外基质的降解导致肿瘤细胞扩散、转移到远处部位。研究发现许多参与以上过程的分子标志物与肿瘤的生物学行为相关，可作为临床判断预后的重要指标，包括：①癌基因和抑癌基因：*Ras*、*erbB-2*、*p21*、*mdm2*、*c-myc*、*PTEN*、*P27*、*p53*、*Rb*、*p16*；②细胞增殖和凋亡指标：增殖相关核抗原（Ki67）、增殖细胞核抗原（PCNA）、组织多肽抗原（TPA）、生存素（Survivin）、凋亡抑制蛋白（Livin）、Fas/FasL、bcl-2/bax、Cyclin-DI；③血管形成及调节因子：血管内皮生长因子（VEGF）、血小板反应素（TSP-1）、PDGF、微血管密度（MVD）；④生长因子及受体：表皮生长因子（EGF）、表皮生长因子受体（EGF-R）、碱性成纤维细胞生长因子（bFGF）、成纤维细胞生长因子受体 -3（FGFR-3）、胰岛素样生长因子 -1 受体（IGF-IR）、转化生长因子（TGF-13）；⑤细胞外基质与细

胞黏附分子：缺氧诱导因子 -1α（HIF-1α）、E- 钙黏素、组织蛋白酶 D、尿激酶型纤溶酶原激活物（U-PA）、基质金属蛋白酶（MMP）、金属蛋白酶组织抑制因子（TIMP）、血栓素 -1（TsP-1）、α- 连接蛋白（α-catenin）、黏蛋白 1（MUCI）、黏蛋白 7（MUC7）、自泌移动因子（AMF）、转移抑制基因 H1（nm23H1）；⑥其他：DNA 倍体数、微卫星不稳定性（MSI）、杂合性缺失（LOH）、端粒酶、核基质蛋白 22（NMP22）、Micro RNA、循环肿瘤细胞（CTC）、外泌体等。

（1）癌基因和抑癌基因

众所周知，遗传物质改变的积累使一个正常的细胞变为癌细胞，这个过程被称为多步癌变。最近的研究表明，非肌层浸润性膀胱癌和肌层浸润性膀胱癌在肿瘤发生中拥有不同的通路。其中一个通路涉及 FGF 受体 3 基因突变，从而导致低级别非肌层浸润性乳头状肿瘤常复发，但很少具有侵袭性。相反，肌层浸润性膀胱癌和原位癌表现出缺失 *TP53*、*RB1*、*ERBB2* 或 *PTEN* 基因。

起初 *H-ras* 基因是第一个从人膀胱癌细胞中分离出的癌基因，它经常在非肌肉侵袭性肿瘤过度表达。然而，最近报道的 *ras* 基因突变只发生在 1% ～ 13% 的膀胱癌，在浸润性癌中发生概率更低。此外，*ras* 基因突变预测疾病不具有特异性。Fontana 等证明了浅表性膀胱癌患者的 *C-ras* 致癌基因具有潜在的预后作用，但目前这些技术只是处于研究阶段。

成纤维细胞生长因子受体 3（FGFR3）是一种受体酪氨酸激

酶，是膀胱癌中最常见的突变基因之一。非肌层浸润性膀胱癌的突变率为 60% ～ 70%。FGFR3 基因在低级别膀胱癌的发生中起着至关重要的作用，低级别膀胱癌的特点是低水平的蛋白合成和细胞周期基因的高活性。然而，它在肌层浸润性膀胱癌患者中的突变是比较少见的，在晚期膀胱癌并没有被确立为一个与预后相关的生物标志物。

原癌基因 *HER-2/neu* 已被广泛研究并应用于各种肿瘤，包括膀胱癌。*HER-2/neu* 编码一种跨膜蛋白，这种蛋白的结构类似于表皮生长因子受体，具有酪氨酸激酶活性，可以促进细胞增殖。一些研究表明，*HER2/neu* 的表达与高级别肿瘤的发生有关，可以促进肿瘤进展转移，缩短总生存时间。这些研究确立了 *HER-2/neu* 在膀胱肿瘤中的预后价值，但是另有一些研究得出了完全不同的结论。基于以上差异性的结论，急需更多的实验来验证 *HER-2/neu* 的预后作用。

*TP53* 基因是一个转录因子，具有多种功能，如诱导细胞凋亡，抑制细胞增殖与细胞周期阻滞。*TP53* 核积累是晚期膀胱癌预后不良的因素。对 692 例浸润性癌（所有患者均行根治性膀胱切除和淋巴结清扫术治疗）进行多因素分析，*TP53* 基因的表达与疾病的复发和癌症特异性死亡率独立相关。然而，评估 *TP53* 基因的表达与淋巴结阳性的膀胱癌患者的作用有限。此外，*TP53* 基因的改变在 53% 接受根治性膀胱切除术后的患者中是一个预后不良的因素。

*RB1* 是肿瘤抑制基因，是细胞周期的负调控因子，其表达变化与一些癌症的发生有关。*RB1* 低表达在肌层浸润性膀胱癌中是预后的不良因素。*RB1* 基因突变的膀胱癌具有较低水平 *FGFR3* 的突变率。*TSC1* 是一种抑癌基因，位于染色体 9q34。*TSC1* 与 *TSC2* 形成的复合物是 mTOR 信号转导通路的负调节因子。9 号染色体的长臂缺失是膀胱癌最常见的遗传改变。*TSC1* 和 *TSC2* 的联合突变率约为 15%。因此，*TSC1* 突变可能促进肿瘤的进展，这一过程可能与 *P27* 功能丧失相关。

其他基因，如 *PTEN*，已被报道参与晚期膀胱癌的进展。因此，该信号通路从酪氨酸激酶受体到 Akt/PI3K 在膀胱癌和其他癌症的发生和发展中发挥重要作用。

（2）细胞增殖和凋亡指标

Survivin 是一种参与抑制细胞凋亡的蛋白，与细胞的有丝分裂有关并且可以诱导与肿瘤细胞侵袭有关的基因表达。Survivin 在恶性和正常细胞之间的表达差异显著，正常成人组织中水平很低甚至缺失，但在多种实体瘤和血液系统恶性肿瘤显著增加，包括膀胱肿瘤。最近几项研究发现，Survivin 作为一种很有价值的生物标志物用于膀胱癌的筛查、监测和预后。

对于非肌层浸润性膀胱癌，经尿道腔内手术后，Survivin 对于预测患者复发和进展具有重要意义。对于浸润性膀胱癌，Survivin 联合标准的预测指标可以增强预测的敏感性和特异性。

（3）血管生成相关的分子

血管生成是一个严格调控的生理过程，不受控制的血管生成可能会导致各种病理状态的产生，包括肿瘤。

近年来，在膀胱癌患者的尿液中发现了另一个重要的血管生成诱导因子——血管内皮生长因子（VEGF）。Crew 等评估了98 例膀胱癌患者，结果显示与正常对照组以及其他无关的恶性疾病患者相比，患者尿中 VEGF 的水平升高。此外，他们发现，VEGF 水平与 Ta 和 T1 患者肿瘤复发相关。最近发现在高级别和（或）肌层浸润性膀胱尿路上皮癌患者尿液中的 VEGF 水平升高，前列腺癌患者和正常患者并没有升高。在 92 例接受根治性膀胱切除术后的患者中，术前尿 VEGF 水平高的有明显下降，并且其表达水平与 3 年生存率相关。

血小板反应蛋白 -1（TSP-1）是一种细胞外基质糖蛋白，是一种有效的体外和体内血管生成抑制剂。一项研究评估了 163 例浸润性膀胱癌 TSP-1 的表达，总蛋白低表达的患者表现出较高的复发率和较低的总生存率。此外，在调整了肿瘤分期、组织学分级和淋巴结状态等因素后，TSP-1 的表达仍然是疾病复发和总生存率的独立预测因子。

（4）MicroRNA

MicroRNA（miRNAs）是一种长度为 18 ～ 24 核苷酸的长链非编码 RNA，一些 miRNA 参与了肿瘤的发生。miR-143 和miR-145、miR-125b 可以抑制肿瘤生长，而 miR-96、miR-17-5p

和 miR-20a 促进肿瘤生长。miR-141 和 miR-205 的表达可以预测在膀胱癌患者总体生存时间。miR-29c 在晚期膀胱癌中表达明显减少。50% 低表达 miR-29c 的非肌层浸润性膀胱癌会复发，94% 高表达 miR-29c 的非肌层浸润性膀胱癌不会复发。

（5）循环肿瘤细胞（CTC）

使用患者的血液或尿液作为样本而不是原发性膀胱癌组织来分析膀胱癌的预后，并探讨新的预后或预测的生物标志物，其中包括循环肿瘤细胞（CTCs）分析。CTC 检测在膀胱癌的预后判断中具有很好的应用前景。在膀胱癌诊断的早期阶段，通过从血液和尿液标本中运用叶酸受体靶向配体 α（FRα）聚合酶链反应（PCR）来定量 CTC 是一种很有前途的诊断方法。此外，据报道，CTC 与患者不良的预后相关。CTC 在 20% 高危非肌层浸润性膀胱癌患者中被发现，可以有效预测复发时间和无进展生存期。另一项研究表明，在转移性膀胱癌患者中，CTC 阳性的预后更差，然而在局部晚期膀胱癌患者中并没有观察到这样的差异。23% 非转移性晚期膀胱癌患者的术前外周血检测到 CTCs，并且与 *HER-2* 的表达及扩增，淋巴结状态之间具有一致性。然而这些研究因为纳入样本量太少而具有一定的局限性。

## *28.* 多个标志物组合可以更准确地预测膀胱癌的预后

肿瘤细胞不受控制的细胞增殖、侵袭性和转移能力是一个复杂的过程，涉及多条信号通路，众多分子相互作用、相互制约，仅凭单一的肿瘤标志物不可能全面准确地反映肿瘤的恶性潜能。因此，必须筛选不同信号通路的主要因子，从不同角度探究疾病发生、发展规律，结合传统的临床、病理指标，综合评价并进行风险分层，对膀胱癌患者进行预后判定。肿瘤标志物的最终应用可能涉及许多肿瘤标志物对单个肿瘤或标本的评价。近年很多研究表明，多个标志物组合对预后判断的准确性明显优于单个标志物，联合检测多项肿瘤标志物，结合多项临床指标，可以更准确地预测膀胱癌的预后。

Millan 等发现复发的预后因素为肿瘤多灶性、肿瘤大小、原位癌及膀胱内灌注；进展的主要预后因素为肿瘤大小、肿瘤多灶性、原位癌、BCG 膀胱灌注及组织学分级；死亡的预后因素为组织学分级及原位癌。Rodriguez 等发现能独立预测复发的因素为分期、肿瘤多灶性、肿瘤直径＞ 3cm、膀胱随机活检的原位癌表现。$p53$ 表达能独立预测肿瘤的远处转移。林云华等研究显示，$p53$、$p21$、$pRb$ 3 个指标同时异常表达与膀胱癌的进展显著相关（$P < 0.001$）。Shariat 等用 $p53$、$p21$ 和 $p16$ 预测 80 例膀胱癌根治术后患者的临床预后，结果显示同时测定 $p53$、$p21$ 对于预测膀胱癌的预后更有意义。另一个实验中，4 个与细胞周期相关的生物标志物（$p53$、$pRb$、$p21$ 和 $p27$），其中任何一个下调或至少 4 个中的 3 个指标下调，都与较长的无复发和疾病生存时间有关（$P \leqslant 0.001$）。此外，结合年龄、性别、阶段、分级、淋巴结状

态、辅助化疗和其他临床参数，以及上述 4 个生物学标志物显著增加了预测的准确性（66% ～ 70%，$P < 0.001$）。

Karamja 探讨了细胞凋亡分子 *Bcl-2*、*Caspase-3*、*p53* 的表达，及 Survivin 与经过膀胱尿路上皮细胞癌根治性膀胱切除术和双侧淋巴结切除术治疗后的患者肿瘤预后的关系。他们通过多因素分析发现，上述 4 个分子与膀胱肿瘤的高复发性以及疾病相关的死亡有关，并且与标准的预测因素联合运用可以提高预测肿瘤复发和生存时间的准确性。Sugino 等发现脂肪酸合成激酶可以预测膀胱癌的进展，与 Ki-67 联合运用可以提高预测的准确性。

各种肿瘤标志物在膀胱癌预后评估中的应用亟待发展。理想的肿瘤标志物应具有一定的敏感性和特异性（接近 100%）；一个理想的标志物也应该提供疾病的自然史的预测信息，包括治疗的效果、复发或进展的风险；该标志物可以用来补充影像学方法和侵入性的方法得到的信息；它也应该为患者的随访提供信息，必须有技术特性，允许标准化和重复。传统的膀胱癌组织病理学评价对于准确地预测膀胱癌的许多行为是不够的。尽管肿瘤标志物的发展显著，但是目前在临床上的应用很局限，还需进一步的前瞻性研究。此外，生物预测物的分子状态若存在于血清中，无论是以游离形式或与血清蛋白的结合形式，对于预测膀胱肿瘤患者的预后是非常方便而且有益的。

# 参考文献：

1. Sapre N，Herle P，Anderson PD，et al. Molecular biomarkers for predicting outcomes in urothelial carcinoma of the bladder. Pathology，2014，46（4）：274-282.

2. Knowles MA，Hurst CD. Molecular biology of bladder cancer: new insights into pathogenesis and clinical diversity. Nat Rev Cancer，2015，15（1）：25-41.

3. Sfakianos JP，Cha EK，Iyer G，et al. Genomic Characterization of Upper Tract Urothelial Carcinoma. Eur Urol，2015，68（6）：970-977.

4. Lindgren D，Sjodahl G，Lauss M，et al. Integrated genomic and gene expression profiling identifies two major genomic circuits in urothelial carcinoma. PLoS One，2012，7（6）：e38863.

5. Yoshino H，Seki N，Itesako T，et al. Aberrant expression of microRNAs in bladder cancer. Nat Rev Urol，2013，10（7）：396-404.

6. Ratert N，Meyer HA，Jung M，et al. miRNA profiling identifies candidate mirnas for bladder cancer diagnosis and clinical outcome. J Mol Diagn，2013，15（5）：695-705.

7. Rosenberg E，Baniel J，Spector Y，et al. Predicting progression of bladder urothelial carcinoma using microRNA expression. BJU Int，2013，112（7）：1027-1034.

8. Alva A，Friedlander T，Clark M，et al. Circulating Tumor Cells as Potential Biomarkers in Bladder Cancer. J Urol，2015，194（3）：790-798.

9. Qi F，Liu Y，Zhao R，et al. Quantitation of rare circulating tumor cells by folate receptor alpha ligand-targeted PCR in bladder transitional cell carcinoma and its

potential diagnostic significance. Tumour Biol，2014，35（7）：7217-7223.

10. Gazzaniga P，de Berardinis E，Raimondi C，et al. Circulating tumor cells detection has independent prognostic impact in high-risk non-muscle invasive bladder cancer. Int J Cancer，2014，135（8）：1978-1982.

（庞阳阳　冯　彬　田俊强　整理）

# 膀胱癌分子标志物为膀胱癌的个体化治疗开拓新的方向

膀胱癌是一个高异质性的复杂疾病，通过连续的、并发的多条通路影响其发生发展及浸润转移。膀胱癌的分子标志物多且复杂，所以发现某一个可准确判定膀胱癌临床病理特征且可评估预后的分子标志物显得尤为重要。但至今未有明确的分子靶标被广泛认定，可进一步研究单独的分子标志物通过多通路如何发挥对膀胱癌预后的评估价值，以及提供治疗的新靶点，提高治愈率及生存率。毋庸置疑，膀胱癌分子标志物将为膀胱癌的个体化治疗开拓新的方向，进一步推动生命科学的发展。

## 29. 癌基因

癌基因是正常的细胞基因，在恶性肿瘤中，能够因各种各样的遗传因素而改变，如点突变、插入缺失突变、易位等，或者自身高表达，从而导致恶性基因型的出现。

（1）*FGFR3*

*FGFR3* 基因是成纤维细胞因子受体家族之一，在胚胎发育、细胞生长、分化、增殖以及血管形成中起着至关重要的作用。膀胱癌中 *FGFR3* 的突变率达 50%，导致膀胱正常上皮向上皮乳头状瘤转变且突变常发生在低度恶性膀胱癌中。Vanoers 等的研究表明，*FGFR3* 突变的膀胱癌患者生存率高于非突变者。Pandith 等的研究表明，在非肌层浸润性膀胱癌中，*FGFR3* 突变与膀胱癌的肿瘤低分级、分期呈正相关。Sung 等发现，肌层浸润性膀胱癌患者 FGFR3 的高表达提示膀胱癌的不良预后。

（2）*HER2*

*HER2* 编码酪氨酸激酶受体，有酪氨酸激酶活性。免疫组织化学分析显示，有 34% 的膀胱癌患者有 *HER2* 的高表达，尤其是在进展期的患者中（> pT2）。Fleischmann 等研究表明，荧光原位杂交技术（fluorescence in situ hybridization，FISH）检测 *HER2* 的敏感性高于免疫组化，*HER2* 在肌层浸润性膀胱癌中的表达高于非肌层浸润性膀胱癌，且与肿瘤进展、复发、转移及生存时间的减少相关。

## *30.* 抑癌基因

肿瘤细胞的增长是癌基因的促进与抑癌基因的抑制相互作用的结果。抑癌基因保护细胞不通过各种途径向癌基因转化。癌基

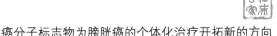

因通过使正常基因产物过表达，或者表达一种功能异常的蛋白质从而使抑癌基因通过失活机制致癌。

（1）*p53*

*p53* 是一种细胞周期循环调节物，在细胞周期的调节、DNA 的损伤及凋亡通路中起着重要作用。研究表明，突变的 *p53* 基因在癌症的发生中有着重要作用，且对膀胱癌根治术后患者预后评估的精确性高于 *pRB*、*p21*、*p27* 基因。在 > 50% 的膀胱癌病例中有 *p53* 基因的突变，突变的 *p53* 基因寿命比野生型增加了一半，使突变后表达的基因产物在细胞核内蓄积。*p53* 基因突变后细胞增殖失控，对判断患者的预后起着重要作用，可作为膀胱癌的一个独立危险因素。

（2）*p21*

*p21* 基因通过抑制细胞周期依赖性激酶，在 G1 期抑制细胞周期进展。*p21* 基因的表达受 *p53* 基因的调控，但在 DNA 损伤后可使 *p53* 基因依赖的细胞周期 G1 期停滞，表明即使 *p53* 基因突变，*p21* 基因也能维持正常细胞调控。

## *31.* 增殖标志物

细胞增殖标志物在增殖的细胞中表达，对于细胞的生长趋势有重要的监测作用。

（1）PCNA

PCNA 为非组蛋白类型的核蛋白，作为 DNA 聚合酶的附件，在真核细胞中，使 DNA 聚合酶具备持续合成的能力。有研究表明，PCNA 在细胞周期 S 期表达量最高，且与患者的复发、放疗效果、生存率相关。进一步研究证实，PCNA 指标和膀胱癌的分期、分级呈正相关，提示 PCNA 是评价膀胱癌恶性潜能及增殖能力的重要指标。

（2）Ki-67

Ki-67 是一种多克隆抗体，在细胞周期的各时相均有调节作用。研究表明，Ki-67 大于 59% 可诊断为肌层浸润性膀胱癌，敏感性为 100%。在膀胱癌根治术后的患者中，Ki-67 与膀胱癌的分期分级、淋巴血道转移相关，也可预测肿瘤复发及病死率。但在非肌层浸润性膀胱癌中，Ki-67 的作用尚未明确。

## 32. 凋亡标志物

凋亡或细胞程序性死亡是由基因控制的细胞自主有序的死亡。它涉及一系列基因的激活、表达及调控等作用。凋亡在膀胱癌的发生、发展及预后中起着至关重要的作用。

（1）Survivin

Survivin 是凋亡抑制蛋白家族的新成员，具有肿瘤特异性，只表达于肿瘤和胚胎组织，且与肿瘤细胞的分化增殖及浸润转移密切相关。Chen 等研究发现，Survivin 在肌层浸润性膀胱癌中的表达（66.6%）高于非肌层浸润性膀胱癌（34.2%），在低分化膀胱癌中表达量（85.7%）高于中等分化膀胱癌，提示 Survivin 对膀胱癌的预后起着非常重要的作用。

（2）*Bcl-2*

*Bcl-2* 是细胞凋亡研究中最受重视的癌基因之一，它具有抑制多种细胞毒素引起的凋亡作用。Bahram 等研究显示，*Bcl-2/Bax* > 1 在膀胱癌患者中占 45.6%，其生存时间明显缩短，*Bcl-2* 单独对膀胱癌预后无意义。Park 等的研究发现，*Bcl-2* 的过表达占 30.1%，但不能作为膀胱癌的独立危险因素（$P > 0.05$）。免疫组织化学显示，*Bcl-2* 在高分化的膀胱癌中占 33.3%，但与肿瘤的分期、分级无必然联系。*Bcl-2* 在膀胱癌中所起的作用需进一步研究证实。

## *33.* 激素受体

激素受体为位于细胞表面或细胞内，结合特异激素并引发细胞响应的蛋白质，它的改变可引起靶细胞生物学变化。核激素受体包括雄激素受体（AR）、雌激素受体（ER）及孕激素受体（PR）。Mashhadi 等研究表明，22% 的膀胱癌患者表达 *AR*，正常人中则不表达。AR 表达的缺失与膀胱癌的高分级、分期相关，且 AR 阳性患者的预后较阴性者差。ER 有两种亚型，ER-α 和 ER-β，膀胱癌中主要表达 ER-β 受体，与 AR 功能一致，与膀胱癌的高分级、分期相关，对患者预后不利。目前尚未有研究表明 PR 在膀胱癌中的作用，需进一步研究证实。

## 34. 生长因子及其受体

生长因子是一类通过与特异的、高亲和的细胞膜受体结合，调节细胞生长、分化、新陈代谢及其他细胞功能等多效应的多肽类物质。

（1）EGFR

EGFR 是上皮生长因子（EGF）细胞增殖和信号传导的受体。在 30% ～ 50% 的肌层浸润性膀胱癌患者中有 EGFR 的过表达。EGFR 的过表达往往预示着肿瘤恶性程度高及患者预后较差。免疫组织化学染色显示，EGFR 的过表达发生在 53.3% 的膀胱癌细胞中，在 $T_2$ ～ $T_4$ 期的肌层浸润性膀胱癌中则占 70%。EGFR 的高免疫活性提示其在膀胱癌发生、发展中有重要作用。

（2）VEGF

VEGF 在多种类型的肿瘤细胞中均有表达，癌细胞的生长、转移依赖新生血管的形成。有研究表明，VEGF 在 43.2% 的膀胱癌中表达，尤其是在肌层浸润性膀胱癌中高表达，且与膀胱癌的分期、分级呈正相关，可能与 VEGF 增加血管通透性有关，预示着 VEGF 在膀胱癌中的独立预测作用。

## 35. 细胞黏附分子

细胞黏附分子是位于细胞膜表面的糖蛋白分子，介导细胞与细胞间、细胞与细胞外基质间的相互作用。同时，细胞黏附分子也参与肿瘤上皮组织向间叶组织转化。

（1）E- 钙黏素

E- 钙黏素是单次跨膜糖蛋白，具有介导细胞连接，参与细胞分化，抑制细胞迁移的作用。当 E- 钙黏素性质发生改变，可使癌细胞从组织中分离，通过淋巴血行侵袭。已有研究证实，肌层浸润性膀胱癌患者血清中 E- 钙黏素水平高于正常人。Fromont 等研究表明，E- 钙黏素对非肌层浸润性膀胱癌的预后具有独立预测作用。Liu 等的研究表明，E- 钙黏素通过 EMT 途径促进肿瘤转移，对膀胱癌患者的淋巴转移具有预测作用，可对膀胱癌根治术后患者是否复发进行预测，但对患者的生存时间无预测意义。

（2）CD44

CD44 为分布极为广泛的细胞表面跨膜糖蛋白，主要参与异质性黏附，在肿瘤细胞侵袭转移中起促进作用。膀胱癌患者血清中的 CD44 水平低于正常水平。CD44 表达水平低下导致癌细胞低分化，浸润程度加深。CD44 基因在非肌层浸润性膀胱癌中的表达量明显高于肌层浸润性膀胱癌。

## *36.* 微血管密度

血管形成是肿瘤生长和转移的基础。临床与动物实验都证明，如果没有新生的血管供应营养，肿瘤在达到 1 ～ 2mm 的直径或厚度后，即 107 个细胞左右将不再增大。因此，诱导血管的生成能力是恶性肿瘤能生长、浸润与转移的前提之一。越来越多的研究表明，肿瘤组织微血管密度可提供患者预后的信息。通过测定 CD34 抗体和凝血因子Ⅷ可得知新生血管密度。研究发现，微血管密度增加与膀胱癌的高分级、分期、进展、复发、生存时间缩短密切相关，表明微血管密度是膀胱癌的一项独立预后因素。

## 37. 端粒酶

端粒酶（Telomerase，TERT）是在细胞中负责端粒延长的一种酶，是基本的核蛋白反转录酶，可将端粒 DNA 加至真核细胞染色体末端。端粒在不同物种细胞中对于保持染色体稳定性和细胞活性有重要作用。端粒酶能延长缩短的端粒（缩短的端粒其细胞复制能力受限），从而增强体外细胞的增殖能力。端粒酶在正常人体组织中的活性被抑制，在肿瘤中被重新激活，端粒酶可能参与恶性转化。Deblakshmi 等研究表明，通过 PCR 扩增技术可在膀胱癌患者尿液中检测到端粒酶的活性，而正常尿液中很少能检测到，且检测的敏感度及特异度较高。TERT 的高表达与疾病易感性及疾病严重程度呈正相关。TERT 的高突变率发生在 66% 的肌层浸润性膀胱癌患者和 74% 的非肌层浸润性膀胱癌，预示着不良预后，与膀胱癌的高分级分期、进展、生存时间缩短相关。TERT 可作为膀胱癌的早期检测及预后评估的指标。

## 38. NMP22

NMP22 为核有丝分裂复合体蛋白的重要成分，与核骨架的组成、DNA 复制、RNA 合成、激素吸附及基因表达有关。正常人尿液中 NMP22 的含量极低，而膀胱肿瘤组织的坏死、脱落、炎症、再生等，可引起尿液中 NMP22 碎片量增高。NMP22 常用于评估膀胱癌根治术后患者是否复发的指标，膀胱镜检证实敏感度及特异度分别为 92.9% 和 70.6%。Hutterer 在其研究中表明，NMP22 浓度水平大于 10U/ml，对非尿路上皮膀胱癌的复发有预测作用。因此，检测尿液中的 NMP22 水平可作为膀胱癌复发及进展的独立预测因素。

## 39. 环氧酶 2

COX-2 具有过氧化酶活性，它通过过氧化反应，激活环境及食物中的多种致癌物从而直接激活癌基因或引起抑癌基因突变而导致肿瘤的发生，刺激肿瘤细胞的增殖与分化，促进肿瘤的发生。已有研究发现，COX-2 在膀胱癌患者中高表达，且与分级、复发转移明显相关，是膀胱癌预后的保护因素。COX-2 在膀胱癌中的作用有待进一步研究。

## 40. UP Ⅲ

UP 家族包括四种跨膜蛋白，即 UP Ⅰa，UP Ⅰb，UP Ⅱ，UP Ⅲ，是一种尿路上皮特异蛋白，是尿路上皮细胞分化的终产物。在膀胱癌中，UP Ⅲ 的表达明显低于正常尿路上皮。在肌层浸润性膀胱癌中，UP Ⅲ 的缺失和肿瘤的高分级分期、进展、复发、淋巴血管浸润呈正相关，UP Ⅲ 的持续表达可预测膀胱癌的良好预后，非肌层浸润性膀胱癌中 UP Ⅲ 则无预后意义。

## 参考文献

1. Pandith AA，Shan ZA，Siddiqi MA.Oncogenic role of fibroblast growth factor receptor 3 in tumorigenesis of urinary bladder cancer.Urol Oncol，2013，31（4）：398-406.

2. Sung JY，Sun JM，Chang Jeong B，et al. FGFR3 overexpression is prognostic of adverse outcome for muscle-invasive bladder carcinoma treated with adjuvant chemotherapy. Urol Oncol，2014，32（1）：49.e23-31.

3. Hammam O，Nour HH，Mosaad M，et al. The clinical significance of HER2 protein amplification/expression in urinary bladder lesion. Arab J Urol，2015，13（2）：146-152.

4. Yafune A，Taniai E，Morita R，et al. Immunohistochemical cellular distribution of proteins related to M phase regulation in early proliferative lesions induced by tumor promotion in rat two-stage carcinogenesis models.Exp Toxicol Pathol，2014，66（1）：1-11.

5. Yıldırım A，Kösem M，Sayar I，et al. Relationship of PCNA，C-erbB2 and CD44s expression with tumor grade and stage in urothelial carcinomas of the bladder.Int J Clin Exp Med，2014，7（6）：1516-1523.

6. Goyal S，Singh UR，Sharma S，et al. Correlation of mitotic indices，AgNor count，Ki-67 and Bcl-2 with grade and stage in papillary urothelial bladder cancer.Urol J，

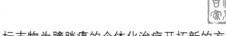

2014, 11 (1) ：1238-1247.

7. Chen HA, Su CM, Hsieh HY, et al. Clinical significance of survivin expression in patients with urothelial carcinoma.Dis Markers, 2014, 2014:574985.

8. Golestani Eimani B, Sanati MH, Houshmand M, et al. Expression and prognostic significance of Bcl-2 and Bax in the progression and clinical outcome of transitional bladder cell carcinoma.Cell J, 2014, 15 (4) ：356-363.

9. Park CH, Choi MS, Ha JY, et al. Effect of overexpression of glucose-regulated protein 78 and bcl-2 on recurrence and survival in patients with ureter tumors. Korean J Urol, 2013, 54 (10) ：671-676.

10. Mashhadi R, Pourmand G, Kosari F, et al. Role of steroid hormone receptors in formation and progression of bladder carcinoma: a case-control study.Urol J, 2014, 11 (6) ：1968-1973.

11. Hsu JW, Hsu I, Xu D, et al. Decreased tumorigenesis and mortality from bladder cancer in mice lacking urothelial androgen receptor.Am J Pathol, 2013, 182 (5)：1811-1820.

12. Kauffman EC, Robinson BD, Downes M, et al. Estrogen receptor-beta expression and pharmacological targeting in bladder cancer.Oncol Rep, 2013, 30 (1)：131-138.

13. Alexander RE, Montironi R, Lopez-Beltran A, et al. EGFR alterations and EML4-ALK rearrangement in primary adenocarcinoma of the urinary bladder.Mod Pathol, 2014, 27 (1) ：107-112.

14. Enache M, Simionescu CE, Stepan A, et al. EGFR and Her2/neu

immunoexpression in papillary urothelial bladder carcinomas.Rom J Morphol Embryol, 2013, 54 (1): 137-141.

15. Aldebasi YH, Rahmani AH, Khan AA, et al. The effect of vascular endothelial growth factor in the progression of bladder cancer and diabetic retinopathy.Int J Clin Exp Med, 2013, 6 (4): 239-251.

16. Stepan AE, Pirici D, Bălăşoiu M, et al. E-cadherin/CD44 immunophenotype in the epithelial–mesenchymal transition of bladder urothelial carcinomas.Rom J Morphol Embryol, 2015, 56 (1): 85-91.

17. Liu B, Miyake H, Niskawa M, et al. Expression profile of epithelial-mesenchymal transition markers in non-muscle-invasive urothelial carcinoma of the bladder: correlation with intravesical recurrence following transurethral resection.Urol Oncol, 2015, 33 (3): 110. e11-18.

18. Deblakshmi RK, Deka M, Saikia AK, et al. Prognostic Relevance of Human Telomerase Reverse Transcriptase (hTERT) Expression in Patients with Gall Bladder Disease and Carcinoma.Asian Pac J Cancer Prev, 2015, 16 (7): 2923-2928.

19. Rachakonda PS, Hosen I, de Verdier PJ, et al. TERT promoter mutations in bladder cancer affect patient survival and disease recurrence through modification by a common polymorphism.Proc Natl Acad Sci USA, 2013, 110 (43): 17426-17431.

20. Kinde I, Munari E, Faraj SF, et al. TERT promoter mutations occur early in urothelial neoplasia and are biomarkers of early disease and disease recurrence in urine. Cancer Res, 2013, 73 (24): 7162-7167.

21. Srivastava R, Aror VK, Aggarwa S, et al. Cytokeratin-20 immunocytochemistry

in voided urine cytology and its comparison with nuclear matrix protein-22 and urine cytology in the detection of urothelial carcinoma.Diagn Cytopathol，2012，40（9）：755-759.

22. Tadin T，Krpina K，Stifter S，et al. Lower cyclooxygenase-2 expression is associated with recurrence of solitary non-muscle invasive bladder carcinoma.Diagn Pathol，2012，5（7）：152.

（陈朝辉　冯　彬　田俊强　整理）

# T1G3 膀胱癌的治疗进展

膀胱癌中尿路上皮癌占 90% 以上。新发病例中大约 75% 的膀胱癌被诊断为非肌层浸润性膀胱癌（分期为 Tis、Ta、T1），约 20% 的临床分期属于 T1 期，病理分级属于 G3 级别，即 T1G3 膀胱癌。T1G3 膀胱癌虽然被称为表浅性膀胱癌，但其复发和进展的风险远高于其他 Ta ～ T1 期肿瘤，部分 T1G3 膀胱癌患者因癌细胞的转移而致死。目前国际上对于这类疾病多采取经尿道膀胱肿瘤电切术（transurethral resection of bladder tumor，TURBT）联合膀胱灌注 BCG 保留膀胱，或根治性膀胱切除术的方式进行治疗。现在临床泌尿外科医生面临的主要问题就是，针对 T1G3 膀胱癌患者如何根据具体的病情及时正确地予以治疗，以便在保留膀胱的同时减少肿瘤的复发和进展率，同时降低由于早期行根治性膀胱切除术而导致的过度医疗。

## *41.* 保留膀胱治疗方案的目的在于保留膀胱的同时减少肿瘤的复发和进展

（1）TURBT 术后即刻膀胱灌注化疗

TURBT 是 T1G3 膀胱癌的主要诊断依据和最初的治疗措施。电切的范围应尽可能切除部分肌层，但应避免导致膀胱穿孔，以取得足够的肌层样本送检。即刻膀胱灌注化疗是指 TURBT 术后 6 小时内进行预防性膀胱化疗药物灌注。Sylvester 等进行了一项 Meta 分析，纳入了 7 项随机对照研究中的 1470 例非肌层浸润性膀胱癌患者，将 TURBT 术后即刻膀胱灌注化疗患者与未采取预防性灌注化疗患者进行比较，肿瘤复发率降低了 39%。因此，TURBT 术后即刻膀胱灌注化疗应作为 T1G3 膀胱癌的常规治疗。

目前国内外常用的化疗药物有丝裂霉素 C、阿霉素、吡柔比星、噻替哌等。也有证据证实多药联合灌注化疗可用于单药化疗失败的患者。Cockerill 等的研究发现，吉西他滨联合丝裂霉素 C 用于复发的 T1G3 膀胱癌患者后，治疗疗效与 BCG 相当。另一项前瞻性研究发现，联合使用吡柔比星和透明质酸灌注化疗的膀胱癌患者较单用吡柔比星组的患者尿频、尿急、尿痛症状降低 32.2%，提示多药联合灌注化疗可明显降低不良反应。膀胱灌注化疗的禁忌证包括膀胱肌层切除过深、膀胱穿孔以及患者对于化疗药物过敏等。

（2）T1G3 膀胱癌的二次电切

对于 T1G3 膀胱癌患者，推荐首次 TUR 术后 2 ～ 6 周进行二次 TUR，超过 6 周会增加患者的复发率和进展率。优势主要有以下四个方面。

首先，二次电切能够提供更准确的肿瘤分期。TUR 时为保证肿瘤分期的准确性和彻底的切除肿瘤，电切范围应包括肿瘤及膀胱部分肌层组织，如果首次电切标本肌层缺如时，会导致肿瘤分期降低的可能性更高。有研究发现，即使在首次 TUR 术后标本中含有肌层组织的 T1G3 膀胱癌患者，在行二次 TUR 标本中发现 T2 期肿瘤的概率也高达 10%。二次 TUR 可以得到更为准确的分级信息来判断膀胱癌是否侵入肌层，为制定正确的治疗方案奠定基础。因此，二次 TUR 在 T1G3 膀胱癌患者的诊断中是不可或缺的。

其次，二次电切能够检测并清除残留肿瘤。一般认为 T1G3 膀胱癌在首次 TUR 后肿瘤并不被能完全切除，易发生残留。研究表明，约有 20% 的 T1 期膀胱癌患者在行膀胱根治性切除术病理结果显示为肌层浸润。Grimm 等的一项研究对 124 例行 TURBT 的患者进行了随访，83 例患者 7 周内进行了第 2 次 TURBT 治疗，其中有 33% 残留肿瘤，研究发现行二次 TUR 患者 5 年生存率较未行二次 TUR 患者高 23%，而且二次 TUR 患者残留肿瘤多灶性和肿瘤分级均有升高。

再次，二次电切能够提高灌注化疗的疗效。Divrik 等进行了一项随机对照研究，发现二次 TUR 联合丝裂霉素 C 膀胱灌注组的患者术后 3 年肿瘤无复发生存率显著高于未行二次 TUR 组的患者（分别为 69% 和 37%）。二次电切也可有效减少膀胱肿瘤的进展。Sfakianos 等对 1021 例膀胱癌患者进行随访发现，行二次 TUR 患者的肿瘤无复发生存率（71.4%）显著高于行单次 TUR 患者（39.8%），肿瘤无进展生存率（23.5%）也显著高于行单次 TUR 患者（6.5%）。

最后，二次电切的结果有助于膀胱肿瘤的预后判断。T1G3 膀胱癌患者经二次 TUR 术后，如果标本中发现肿瘤残留，预示着未来肌层浸润的可能，预后不良，应考虑立即行膀胱根治性切除术。

（3）T1G3 期膀胱癌的 BCG 治疗

膀胱内化疗药物灌注治疗可以通过调节膀胱癌患者的机体免疫，从而降低肿瘤的复发和进展率，并提高肿瘤特异性生存率和总生存率。BCG 是膀胱癌灌注治疗最常用的药物之一，在美国更是 T1G3 膀胱癌保留膀胱治疗的金标准。BCG 可能通过作用宿主产生炎症因子，从而刺激免疫细胞产生特异性 T 细胞和高水平量 IL-2 和 IFN，达到杀灭肿瘤细胞的目的。

① BCG 诱导灌注治疗

标准的诱导灌注治疗方案即 TURBT 术后每周给予 BCG 膀胱灌注 1 次，持续 6 周，对膀胱癌的治疗疗效是确切的。Shelley 等做了一项 Cochrane 系统评价，研究了 TURBT 术后加 BCG 辅助灌注治疗膀胱癌的治疗效果，共纳入 6 项随机对照试验，585 例膀胱癌患者，研究发现 TURBT 加 BCG 辅助治疗后的 1 年复发率为 26%，单纯 TURBT 治疗后 1 年复发率为 51%。BCG 还可降低膀胱癌的进展。Sylvester 等进行了一项 Meta 分析，研究纳入了 25 例临床试验，共 4863 例膀胱癌患者，接受 BCG 治疗的疾病进展率为 9.8%，对照组为 13.8%，相对进展风险降低了 27%。BCG 的疗效显著优于传统的灌注化疗药物。一项纳入 2749 例膀胱癌患者的 Meta 分析，比较了 1424 例行 BCG 灌注治疗的患者和 1328 例行丝裂霉素 C 灌注治疗的患者，结果显示随访 26 个月后，BCG 治疗组肿瘤复发率（38.6%）显著低于灌注化疗组（46.4%）。

② BCG 维持灌注治疗

多项研究资料证实了 BCG 维持灌注治疗的作用显著优于诱导灌注治疗。Lamm 等的一项研究维持灌注治疗方案为 TURBT 术后第 3 个月及第 6 个月，每周 1 次连续灌注 3 周，之后每半年灌注 1 次持续 3 年。该方案较无 BCG 维持灌注治疗组相比 5 年无复发生存率高 19%，疾病无进展生存率高 6%。Muto 等的研究纳入了 40 例 BCG 维持灌注组，64 例对照组，维持灌注组在诱导灌注后分别于第 6、第 12、第 18、第 24、第 36 个月进行 3 周的维持灌注治疗，研究结果显示，维持灌注组的 5 年无复发生存率高于对照组（分别为 72.4% 和 62%），5 年肿瘤无进展生存率也显著高于对照组（分别为 100% 和 69.3%）。BCG 维持灌注治疗可明显降低 T1G3 膀胱癌患者术后复发及疾病进展率，因此，应作为 T1G3 膀胱癌患者 TURBT 术后的常规治疗。

③晚期 BCG 灌注治疗失败的选择

晚期 BCG 灌注治疗失败是指初始 BCG 灌注治疗完全有效（TURBT 术后 6 个月内肿瘤无复发）后，又出现膀胱肿瘤的复发。尽管对于晚期 BCG 灌注治疗失败肿瘤复发的患者多数的临床泌尿外科医生提议行膀胱根治性切除术，但对于那些拒绝行膀胱根治性切除术或者生命体征较差、有较高手术风险的患者，也可考虑行 BCG 补救性灌注治疗即 BCG 的二次灌注。而对于 BCG 抵抗、BCG 早期治疗失败的患者应尽早行根治性膀胱全切术。Soloway 等的研究结果建议 BCG 灌注治疗后肿瘤复发的患者，如复发肿瘤浸润深度为 Ta 期或 CIS 可进入 BCG 的第二疗程，如为 T1 期或 T1 期以上的肿瘤复发预示着具有高进展的风险，应尽早进行根治性膀胱全切术。一般不考虑 BCG 第 3 疗程的灌注治疗，有研究表明，其有效率仅为 6%。

④其他膀胱灌注治疗方案

吉西他滨用于 BCG 灌注治疗失败后的高风险期膀胱癌患者取得了较好的效果，但对于 T1G3 膀胱癌患者，吉西他滨的治疗效果不甚理想。对于 T1G3 膀胱癌膀胱灌注化疗药物的选择，目前尚未见优于 BCG 的灌注药物报道。

热化学灌注治疗：是将热疗与膀胱内灌注化疗相结合的一种方法。使用丝裂霉素 C 治疗 T1G3 膀胱癌时，辅以热疗可促使丝裂霉素 C 更好地渗透入膀胱组织，用于提高丝裂霉素 C 对高风险表浅膀胱癌的治疗效果。

电化学灌注治疗（electromotive drug administration，EMDA）：是指通过膀胱壁和膀胱内容之间的电梯度，暂时提高化疗药物在膀胱上皮屏障穿透率的治疗方法。Di Stasi 等的研究发现，在 BCG 灌注维持治疗的同时联合 EMDA 和丝裂霉素 C，可使肿瘤复发的完全风险率降低 10% 以上。

## 42. 对于高复发和高进展风险的 T1G3 膀胱癌，早期进行根治性膀胱切除术可以提供更确切的治疗效果

根治性膀胱切除术是一种治愈性的手术方式，文献报道其术后疾病特异性生存率达 80% ～ 90%，能够使分期被低估为 T1 期的 T2 期患者得到正确的治疗。T1G3 膀胱癌患者有淋巴结转移的可能，根治性膀胱切除术中的淋巴结切除对于肿瘤的诊断和治疗都很有帮助。根治性膀胱切除术避免了反复的药物灌注，简化了随访的方案。但 T1G3 膀胱癌患者行根治性膀胱切除术，仍然存在一些弊端：①根治性膀胱切除术围手术期病死率和并发症的发生率分别为 1% ～ 6% 和 30%。②降低了生活质量，而且性生活、泌尿生殖系统和胃肠系统的功能均受到了不同程度的影响。远期并发症还包括上尿路梗阻、尿结石形成、肾盂肾炎、尿路感染、输出道狭窄等，严重影响患者生活质量。③由于大约 50% 的 T1G3 膀胱癌患者对于 TURBT 和 BCG 灌注治疗是有效的，根治性膀胱切除术对该部分患者可能是一种过度治疗。目前，国际

专家达成了共识，依据是否为多灶性、是否合并原位癌、肿瘤位置位于顶壁或前壁、再次分期是否为 T1 期等，把 T1G3 膀胱癌分为高危组和低危组。具有以上任何一个因素即为高危组，有 2 个或者 2 个以上危险因素的 T1G3 膀胱癌建议早期行根治性膀胱切除术。

## 参考文献

1. Cockcrill PA, Knoedler JJ, Frank I, et al. Intravesical gemcitabine in combination with mitomycin C as salvage treatment in recurrent non-muscle-invasive bladder cancer. BJU Int, 2016, 117 (3)：456-462.

2. Huang W, Wang F, Wu C, et al. Efficacy and safety of pirarubicin combined with hyaluronic acid for non-muscle invasive bladder cancer after transurethral resection: a prospective, randomized study. Int Urol Nephrol, 2015, 47 (4)：631-636.

3. Sfakianos JP, Kim PH, Hakimi AA, et al. The effect of restaging transurethral resection on recurrence and progression rates in patients with nonmuscle invasive bladder cancer treated with intravesical bacillus Calmette-Guerin.J Urol, 2014, 191 (2)：341-345.

4. Muto S, Nakajima A, Horiuchi A, et al. Maintenance therapy with intravesical bacillus Calmette-Guerin in patients with intermediate- or high-risk non-muscle-invasive bladder cance.Jpn J Clin Oncol, 2013, 43 (3)：305-313.

（庞阳阳　冯　彬　田俊强　整理）

# 经尿道膀胱肿瘤电切术

经尿道膀胱肿瘤切除术（transurethral resection of bladder tumor，TURBT）是非肌层浸润性膀胱癌（non muscle-invasive bladder cancer，NMIBC）手术治疗的金标准，也是 NMIBC 的重要诊断方法。TURBT 的目的是：切除肉眼可见的全部肿瘤，并对切除的肿瘤组织进行病理分级和分期。TURBT 适应证：主要适用于非肌层浸润性膀胱癌，即 Ta、Tis 和 T1 期膀胱癌。TURBT 手术范围：全部肿瘤组织连同其基底部组织，深达膀胱深肌层（如肿瘤切除完全可见到肌纤维），甚至切除基底部全部肌层。肿瘤基底部切除范围：肿瘤边缘外侧 $0 \sim 1cm$ 的正常膀胱组织。

主要的手术方式有TURBT、经尿道膀胱肿瘤激光切除术等，TURBT 最为常见。TURBT 的优点有手术时间短、创伤小、术后患者恢复快、无肿瘤腹壁种植转移的危险等。

## *43.* 经尿道膀胱肿瘤电切术的手术技巧

（1）术前准备

首先检查手术设备能否正常工作。手术体位取截石位，并妥善固定双下肢。准备冲洗液，常用的冲洗液有 5% 葡萄糖溶液、5% 甘露醇溶液和 1.1% 甘氨酸溶液。

（2）手术技巧

1）置入电切镜前向尿道内注入润滑剂，必要时用尿道探子扩张尿道外口。然后将电切镜的外鞘连同闭孔器插入尿道，拔除闭孔器改用电切镜，进镜的同时观察尿道及前列腺，特别是了解后尿道有无肿瘤存在。

电切镜进入膀胱后全面检查膀胱内的情况，有条件的情况下，可采用荧光膀胱镜（fluorescence cystoscopy）或窄谱光成像（narrow band imaging，NBI）膀胱镜检查，以提高 CIS 和微小病灶诊断率，有利于更准确地彻底切除膀胱内的肿瘤组织，减少肿瘤残余。检查的内容包括：输尿管管口的喷尿情况；肿瘤与膀胱颈口、输尿管管口之间的关系；肿瘤的部位、大小、数目、形态（是乳头状还是广基）；肿瘤表面是否有出血、坏死及钙化等；以及肿瘤以外其他部位是否存在天鹅绒样红色斑点改变（可疑原位癌病变）。

开始切除肿瘤前（或肿瘤完全切除后）行随机多点膀胱黏膜活检，有助于发现多发肿瘤、原位癌（CIS）、微小肿瘤。活检部位包括：尿道内口、三角区、双侧输尿管管口处、膀胱顶部、膀胱底部。术后应将肿瘤基底部标本单独送病理检查，以确定肿瘤侵犯肌层的情况。

2）术中膀胱冲洗液量

术中膀胱冲洗液量控制在 150 ～ 200ml 为宜，冲洗速度要缓慢，从而保持膀胱在较低的压力状态下进行手术。

（3）膀胱肿瘤切除

条件允许的情况下，推荐在 NBI 指示下电切肿瘤。研究表明，在 NBI 指示下电切能提高肿瘤的发现率，能够降低至少10% 的患者术后 1 年复发率。因膀胱肿瘤的大小、位置、数目、基底部情况等不同，手术方法而有所不同，手术难度也有差别。现分别从以下几个方面予以阐述。

①不同大小的膀胱肿瘤和多发的膀胱肿瘤的切除

体积较小的膀胱肿瘤。有蒂乳头状肿瘤其基底部暴露易于切除，电切时将电切环直接越过肿瘤置于肿瘤基底部，通常采用顺行切除法，从基底部开始切除，将基底部及其深部的肌层一并切除（或先切除肿瘤再切除肌层）。对于肿瘤遮盖基底部，基底部暴露困难，可用电切环将肿瘤推起，采用逆行切除法，掌握不好，容易切深，可能引起膀胱穿孔。

体积较大的膀胱肿瘤。一般采用顺行切除法，从肿瘤顶部开始切除，先电切肿瘤瘤体直至其基底部，再切除基底部及其深部的肌层。切除基底部时应从肿瘤基底一侧开始，切除基底部及其深部的肌层，依次切除直达基底部的另一侧。需要强调的是，分块切除体积较大的肿瘤时术中出血较多，原因是这类肿瘤体积大、血供丰富，电切过程中直接瘤体创面止血困难。所以，若术中出血不影响视野可不急于止血，而应快速切除肿瘤直至肿瘤基底部，此时出血点清晰，较易止血。

多发的膀胱肿瘤。电切此类肿瘤时，应遵循"先小后大、先难后易、最后两侧、逐个切除"的原则。即电切肿瘤时先切除体积小的肿瘤，再切除体积大的肿瘤，以免先切除较大的肿瘤时因出血、膀胱黏膜组织结构紊乱或已经切除肿瘤的干扰而漏切小的肿瘤；先切除操作比较困难的远处（如前壁、顶部）肿瘤，再切除操作比较容易的近处（如三角区、底部）肿瘤，以免先切近处肿瘤时因出血导致视野不清而漏切远处的肿瘤；最后切除两侧壁的肿瘤，以免因闭孔神经反射导致膀胱穿孔而影响其他部位肿瘤的切除；逐个切除肿瘤是指切除一处肿瘤并彻底止血后，再切除另一处肿瘤，最终达到切除全部肿瘤。另外，一次手术中应尽量切除全部肿瘤，必要时也可分次分区切除肿瘤。

②不同位置膀胱肿瘤的切除

膀胱前壁和颈部的肿瘤。电切镜不易触到位于膀胱前壁或靠近膀胱颈部的肿瘤，导致电切操作困难。切除膀胱前壁肿瘤时助手可帮助压迫下腹部，同时减少膀胱内冲洗液灌注量，以利肿瘤显露，方便切除肿瘤。肿瘤位于膀胱颈部（特别是合并前列腺增生时），术中可能看不到肿瘤的整体情况（增生的前列腺组织影响电切的操作）。此时，先切除部分膀胱颈部组织或前列腺腺体，肿瘤暴露后再切除肿瘤。应该注意的是，肿瘤彻底切除后应再次检查手术创面及膀胱颈部，防止遗漏肿瘤，并用蒸馏水冲洗，减少肿瘤种植转移的机会。

输尿管管口附近的膀胱肿瘤。电切此处膀胱肿瘤时要尽量避免损伤输尿管管口和膀胱壁内段输尿管，尽量保留输尿管管口。但必须保证全部切除肿瘤，必要时可将输尿管管口一并切除，术后放置双 J 管引流。切除肿瘤时使用电切，不宜用电凝，以免瘢痕形成导致输尿管管口狭窄。另外，为方便保护和辨认输尿管管口，电切此处肿瘤前可先放置双 J 管。

膀胱顶部的肿瘤。因肿瘤位置特殊，使用普通电切环，采用按顺行切除法切除肿瘤时，不易切到肿瘤组织。电切时将电切环由直角改造为钝角，通过电切镜的左右移动或上下移动来切除肿瘤，但要注意控制电切环伸出的长度，以及电切镜移动的范围和弧度，防止切穿膀胱。

（4）术中的止血要点。经尿道膀胱肿瘤电切术手术时间短，术中出血量少，一般不影响手术视野，不必急于止血，待肿瘤完全切除后再进行止血。此时，出血位点暴露清楚，电凝止血快且效果好。止血时先处理出血较多的出血部位或动脉出血，再处理出血少的出血部位。

如出血较多致手术视野不清，影响手术操作，应加快冲洗液冲洗速度，同时快速切除肿瘤，尽快暴露基底部，再行止血。止血时避免过度电凝手术创面，防止形成大面积焦痂，增加术后焦痂脱落引起出血的发生率。如出现严重的大出血，腔内止血无效时，应改为开放手术进行止血。

## 44. 并发症的预防与处理

经尿道膀胱肿瘤电切术并发症很少，主要有以下几种。

（1）出血：包括术中出血和术后出血，其中术后出血是最常见的并发症。术中彻底止血是预防 TURBT 出血的关键。

术中出血的原因有：膀胱肿瘤体积大，肿瘤多发，术中发生膀胱穿孔等。

术后出血的原因有：术中止血不彻底，肿瘤切除不完全，术中发生膀胱穿孔而未发现，术后痉挛小动脉重新开放，术后导尿管堵塞致膀胱过度充盈，反复发生的膀胱痉挛，电切创面焦痂脱落等。术后少量的出血可通过使用止血药物和持续膀胱冲洗得以控制。如果经上述治疗，出血程度无减轻，应立即行膀胱镜检查，依据具体情况选择治疗方案。

（2）膀胱穿孔：主要是由于发生闭孔神经反射引起。电切过程中，切除部位看到脂肪组织，应考虑膀胱穿孔，膀胱造影可确诊。膀胱穿孔时可出现尿外渗、麻醉过后腹痛等症状。为预防膀胱穿孔的发生，电切时膀胱内冲洗液体量保持在 150 ～ 200ml，防止膀胱过度充盈；术中保持视野清晰；切除膀胱侧壁肿瘤时，高度警惕闭孔神经反射的发生。

根据穿孔的部位不同可分为腹膜内穿孔和腹膜外穿孔两种类型。这两种类型的处理原则不同。发生膀胱穿孔后，首先应明确是腹膜外穿孔还是腹膜内穿孔。腹膜内穿孔主要发生于切除膀胱顶部肿瘤时，冲洗液及肿瘤细胞可进入腹腔，可能引起腹膜刺激征及肿瘤种植转移。如膀胱穿孔发生时肿瘤组织已完全切除，且穿孔小，确认无肠道损伤，应立即停止手术，放置三腔导尿管充分引流，一般可自行愈合。如果穿孔大（电切镜可无阻力进入腹腔），可见肠管，应立即改为开放手术修补膀胱，术中检查有无肠道损伤，并行相应处理，用氮芥或丝裂霉素冲洗腹腔，开放手术中可同时将未切除的残余肿瘤一并切除，最后修补膀胱，留置三腔导尿管。

腹膜外穿孔主要是发生于切除膀胱侧壁肿瘤时发生闭孔神经反射所引起。腹膜外穿孔一般不需特殊处理，放置三腔导尿管充分引流即可，不行持续膀胱冲洗，穿孔很快会愈合。如果发生穿孔时肿瘤未切除完毕，此时应根据穿孔的大小、冲洗液外渗程度以及患者的情况决定是否继续电切肿瘤或改为开放手术切除肿瘤、修补膀胱。术后密切观察有无发热、出血、尿外渗等出现，必要时可行耻骨后引流，防止出现感染。

（3）闭孔神经反射

闭孔神经来源于第 2、第 3 腰神经，向下通过盆腔进入闭孔。电切膀胱侧壁肿瘤时，电流刺激闭孔神经，引起闭孔神经反射，表现为同侧下肢的急剧内收、内旋，是导致膀胱穿孔的主要原因。腰麻或硬膜外麻醉不能防止闭孔神经反射的发生。闭孔神经反射在电切瘤体时一般不会发生，切到肌层时易发生。

闭孔神经反射的预防：术前应充分了解肿瘤位置，做到心中有数，切除膀胱侧壁肿瘤时，应警惕闭孔神经反射的发生，提前调小电切功率，减少膀胱内冲洗液量，避免膀胱过度充盈。也可采取闭孔神经阻滞或术中静脉注射肌肉松弛药，如琥珀胆碱，干扰正常的神经肌肉兴奋传递。闭孔神经阻滞的方法有：经闭孔法、经腹壁法（耻骨上法）和膀胱内直接注射法。

（4）输尿管管口损伤

切除位于输尿管管口附近的肿瘤时易伤及输尿管管口，可通过术前放置双 J 管预防。切除肿瘤时要使用电切，不用电凝，以免输尿管口损伤后，引起输尿管管口狭窄。

（5）其他

如膀胱颈部损伤、尿道损伤、直肠损伤及多次电切后膀胱挛缩等。

# *45.* 术后处理

（1）二次电切手术

NMIBC 患者 TURBT 术后，相当多的肿瘤复发是由于肿瘤残余造成的，首次 TURBT 术后肿瘤残余率可以达到 33.8% ～ 36%。对于 NMIBC 在首次电切术后短期内进行二次 TUR，可以降低术后肿瘤复发率和进展率，并且可以获得更准确的肿瘤病理分期。二次 TUR 也可以降低 T1 期膀胱癌患者术后的肿瘤复发率和进展率。所以，以下情况建议术后 2～6 周行二次电切术。二次电切术中需对原肿瘤部位再次切除。符合二次 TUR 的情况：①首次 TURBT 不充分；②首次电切标本中没有肌层组织，除外 TaGl 肿瘤和单纯原位癌（CIS）；③ T1 期肿瘤；④ G3 肿瘤，除外单纯原位癌（CIS）。

（2）术后辅助治疗

NMIBC 患者 TURBT 术后有很高的复发率，甚至少数患者会进展为肌层浸润性膀胱癌（muscle-invasive bladder cancer, MBIC）。对所有 NMIBC 患者常规行术后辅助性膀胱灌注治疗，包括膀胱灌注化疗和膀胱灌注免疫治疗。

## 参考文献

1. Naselli A，Introini C，Timossi L，et al. A randomized prospective trial to assess the impact of transurethral resection in narrow band imaging modality on non-muscle-invasive bladder cancer recurrence. Eur Urol，2012，61（5）：908-913.

2. 那彦群 . 中国泌尿外科疾病诊断治疗指南（2014 版）. 北京：人民卫生出版社，2013.

3. 孙颖浩 . 中国腔道泌尿外科手术视频图谱 . 上海：第二军医大学出版社，2010.

4. 许纯孝 . 临床泌尿外科学 . 济南：山东科学技术出版社，2007.

5. 那彦群 . 实用泌尿外科学 . 北京：人民卫生出版社，2009.

6. 刘国礼 . 现代微创外科学 . 北京：科学出版社，2003.

7. 梅骅 . 泌尿外科手术学 .3 版 . 北京：人民卫生出版社，2008.

8. 黄健 . 泌尿外科微创技术标准化教程 . 武汉：华中科技大学出版社，2012.

9. 吴阶平 . 泌尿外科学 . 济南：山东科学技术出版社，2005.

（景锁世　冯　彬　田俊强　整理）

# 经尿道膀胱肿瘤激光切除术的临床应用价值

经尿道膀胱肿瘤切除术（transurethral resection of bladder tumor，TURBT）是目前治疗非肌层浸润性膀胱癌的首选术式，但是 TURBT 存在着不少重要的临床问题。膀胱肿瘤具有多中心发病、形态多样化、位置不定、存在微小病灶或原位癌不易发觉等特点。同时，在腔镜下手术存在视野盲区，并存在膀胱出血、闭孔肌反射、膀胱穿孔等潜在危险，术后具有较高的复发率，这些都给临床手术带来了困难。

因此，如何提高膀胱肿瘤患者的疗效一直是众多临床工作者以及科研工作者追求的目标。随着激光技术的发展，在多种泌尿外科手术中运用激光技术治疗泌尿系疾病得到广泛的认可，如结石、良性前列腺增生、膀胱癌、肾癌、肾盂癌。在某些治疗领域中，激光成为首选的治疗方法。国内外研究者均声称激光技术在各个方面具有独特的优势，如术者的体验、患者手术过程的感受、术中和术后的并发症以及术后的肿瘤复发率。

现在临床上常用的激光主要有钬激光、2μm 激光、绿激光。其中，绿激光具有穿透深度大等缺点，随着传统 TURBT 手术技术的改进以及优势更加明显的钬激光和 2μm 激光的到来，绿激光在膀胱癌治疗中逐渐被放弃使用。在此，本文只阐述钬激光和 2μm 激光治疗非肌层浸润性膀胱癌的应用价值。

基于目前临床科研数据，可以了解激光技术治疗膀胱肿瘤具有以下优势：术中和术后的并发症少，避免了闭孔神经反射率，降低了膀胱穿孔以及误伤膀胱周围脏器的风险，减少了留置导尿管时间和住院时间，还能提高两年无复发生存率。激光手术不同于电切术，没有电流产生，因此对术中用的灌洗液要求降低，可以使用生理电解质溶液也可以使用蒸馏水，前者能够减少水的吸收，后者可以降低肿瘤细胞的残留，同时对于安有心脏起搏器的特殊患者同样适合。激光对身体的刺激较小，麻醉要求比较低，一些手术可以通过骶管阻滞甚至局麻完成，而且疼痛小、患者耐受性好，有利于体弱或高龄、难以耐受麻醉的患者进行手术。激光光纤具有一定的可弯曲性，照射方式也有多种，手术过程中非常灵活，方便术者操作，减少了手术盲区，有利于切除膀胱内各个部位的肿瘤，降低肿瘤的复发率，进而降低医疗费用。传统的 TURBT 手术，对技术和经验要求较高，需要术者精确控制电切环的位置及角度来确定切除的范围和深度。激光工作更加智能便捷，有光标指引操作，穿透深度浅，出血少，创面平滑，视野比较清晰，切割汽化的精确度大大提高。

总之，经尿道膀胱肿瘤激光切除术具有一些比较鲜明的优势，值得临床推广使用，但是能否取代传统的 TURBT 手术成为首选术式，还没有定论，需要多中心、大样本量、更高水平的随机对照试验进行论证。展望未来，随着医疗科技水平的不断提高，相应的医疗设备及技术不断更新与完善，激光技术或者其他新的技术将会在膀胱癌的治疗领域扮演至关重要的角色。

## 参考文献

1. Babjuk M，Burger M，Ziqeuner R，et al. EAU guidelines on non-muscle-invasive urothelial carcinoma of the bladder: update 2013. Eur Urol，2013，64（4）：639-653.

2. Kramer MW，Wolters M，Cash H，et al. Current evidence of transurethral Ho:YAG and Tm:YAG treatment of bladder cancer: update 2014. World J Urol，2015，33（4）：571-579.

3. Cui Y，Chen H，Liu L，et al. Comparing the Efficiency and Safety of Bipolar and Monopolar Transurethral Resection for Non-Muscle Invasive Bladder Tumors: A Systematic Review and Meta-Analysis. J Laparoendosc Adv Surg Tech A，2016，26（3）：196-202.

（邵凤平　冯　彬　田俊强　整理）

# 微创技术与膀胱癌根治术

　　根治性膀胱切除术（radical cystectomy，RC）是治疗肌层浸润的局限性膀胱癌和复发性高级别膀胱癌的标准方法，包括双侧盆腔淋巴结清扫、膀胱根治性切除和尿流改道。传统开放性膀胱癌根治术治疗的良好效果已在长期大样本随访中得到证实，是目前治疗的金标准。腹腔镜手术因其出血少、术后疼痛轻、恢复快和切口小、美观性好等优点，自 20 世纪 90 年代开始逐渐应用于RC，并诞生了腹腔镜膀胱癌根治性切除术（laparoscopic radical cystectomy，LRC）。此外，单孔腹腔镜与机器人辅助腹腔镜技术也逐渐发展起来并应用于该领域。

　　微创外科的发展方向是在保证疗效的前提下，创伤更小、恢复更快、美容效果更好。应运而生的单孔（LESS）、经自然腔道（NOTES）手术在一定程度上满足了这方面要求。体表微瘢甚至无瘢就能够达到传统开放手术的疗效，符合现代人对高质量生活水平和审美的追求。

随着外科微创化的潮流和理念的革新，人们逐渐认识到以往创伤越大的手术，越受益于微创外科。这种理念的推广自然会将 LESS、NOTES 与机器人系统相结合。LESS 和 NOTES 的美容效果加上机器人系统灵活精准的操作，可以克服 LESS 和 NOTES 的不足，发挥机器人系统独特的优势，为膀胱癌根治术进一步微创化提供了方向。

## 46. 根治性膀胱切除术应该注意的问题

LRC 和尿流改道术的适应证与开放手术基本一致，基本手术指征为 T2-T4a、N0-X、M0 浸润性膀胱癌，其他指征还包括高非肌层浸润性膀胱癌 T1G3 肿瘤，BCG 治疗无效的 Tis，反复复发的非肌层浸润性膀胱癌，单靠 TUR 或腔内手术无法控制的广泛乳头状病变等；挽救性膀胱根治术的指征包括非手术治疗无效、保留膀胱治疗后肿瘤复发和膀胱非尿路上皮癌。以上手术指征可独立选用，亦可综合应用。禁忌证主要包括严重的心肺疾患、腹壁或腹腔内感染以及膀胱癌周围脏器侵犯或转移。

## 47. 腹腔镜膀胱癌根治性切除术取代开放手术的趋势仍在继续

Parra 等于 20 世纪 90 年代早期首次报道了腹腔镜膀胱癌根治性切除术（laparoscopic radical cystectomy，LRC），此后，采用腹腔镜膀胱癌根治性切除术替代开放膀胱根治性切除的病例逐渐增多，许多泌尿外科医师将腹腔镜膀胱癌根治性切除术作为治疗肌层浸润性以及高危非肌层浸润性膀胱癌的首选方法。而且，此种腹腔镜膀胱癌根治性切除术取代开放手术的趋势仍在继续。文献报道，腹腔镜膀胱癌根治性切除术中转开放手术的发生率约为 2%，术中术后主要并发症的发生率约为 12%，手术相关的病死率小于 1%。近期的一项随机对照研究发现，膀胱癌根治性切除术中采用腹腔镜行淋巴结清扫所切除的淋巴结数量与开放手术相当。有学者认为，腹腔镜膀胱癌根治性切除术的术中出血量很少超过 400ml，因此甚至无须输血。文献报道的腹腔镜膀胱根治性切除患者平均住院天数为 5 ～ 25 天，这主要与患者术后肠道功能恢复的快慢，以及不同患者原位膀胱术式引流管拔除的早晚有关，而与手术操作以及围手术期应激等手术相关因素无关。上述文献充分说明了腹腔镜膀胱癌根治性切除术的可行性，且该术式创伤小，与开放膀胱癌根治性切除术比较有术中出血量少、输血率低、并发症发生率低、病死率低、住院时间短以及康复快等优势。小样本前瞻性对照研究发现腹腔镜膀胱癌根治性切除术相对于开放手术，在术中出血量少、输血率低，术后镇痛药物使用上存在优势，而在并发症发生率、病死率、住院时间、淋巴结清扫、切缘阳性率及肿瘤控制方面并无差异。LRC 的手术方法基本成熟并已标准化。

（1）麻醉、体位及建立气腹。全麻下仰卧位，臀部垫高，呈轻度反张位，采用 5 点穿刺法，第 1 穿刺点位于脐上、脐环或脐下边缘，置入 10mm 套管，放置 30°腹腔镜，在腹腔镜监视下置入其他 4 个套管：第 2、第 3 穿刺点分别位于左右腹直肌旁、脐下约 2～3cm 处，置入 12mm 套管；第 4、第 5 穿刺点位于左右髂前上棘内上方 2～3cm 处，置入 5mm 套管。

（2）双侧盆腔淋巴结清扫。于髂血管表面打开盆底后腹膜，沿髂外动静脉及闭孔神经周围行盆腔淋巴结清扫，连同淋巴结周围脂肪组织一起取出。清扫范围目前主要有局部淋巴结清扫、扩大淋巴结清扫和常规淋巴结清扫三种。局部淋巴结清扫仅切除闭孔内淋巴结及脂肪组织；扩大淋巴结清扫的范围是：腹主动脉分叉和髂总动脉（近端），股生殖神经（外侧），旋髂静脉和 Cloquet 淋巴结（远端），髂内血管（后侧），包括腹主动脉远端周围，下腔静脉周围，闭孔，两侧坐骨前和骶骨前淋巴结，清扫范围向上甚至可以扩展至肠系膜下动脉水平；常规淋巴结清扫的范围达髂总动脉分叉水平，其余与扩大清扫范围相同。淋巴结清扫术应清除 15 个以上淋巴结。有学者认为扩大淋巴结清扫对患者有益，可以提高术后的 5 年生存率。阳性淋巴结占术中切除淋巴结的比例（淋巴结密度）可能是淋巴结阳性高危患者的重要预后指标之一。

（3）游离并切断输尿管。在髂血管内侧游离出双侧输尿管并向近端游离足够长度，近膀胱入口处使用 Hemo-lock 阻断输尿管后切断之，取输尿管切缘做快速冰冻病理学检查。

（4）输精管、精囊及 Denovillier 间隙的分离。在膀胱直肠陷窝底部前壁切开腹膜，向下游离输精管及精囊，切开 Denovillier 筋膜分离 Denovillier 间隙，将前列腺与直肠前壁分开。

（5）耻骨后间隙分离。切断前腹壁脐尿管残迹后，将膀胱与前腹壁分开，切断耻骨前列腺韧带，沿膀胱两侧分离至盆侧筋膜，紧贴两侧肛提肌筋膜切开盆底筋膜，仔细止血后切断膀胱及前列腺侧韧带。

（6）离断尿道。3-0 薇乔线缝扎阴茎背深静脉复合体并切断之，沿前列腺尖部离断尿道。切断导尿管并钳住以做逆行牵引，切断直肠前列腺肌。尿道断端送快速冰冻病理学检查。

（7）尿流改道。LRC 后均需行尿流改道，除了简单的输尿管腹壁造口外，各种异位可控和正位可控的膀胱替代成形及尿流改道术已成为当今的主流。目前，多数中心采用体外尿道改流术，需在脐周做 5 ～ 7cm 切口并在体外完成肠道操作及输尿管肠管吻合，尿道肠管吻合均在腹腔镜下完成。与开放手术相比，LRC 除手术时间较长外，其在失血量、术后肠道功能恢复、手术并发症及术后镇痛药物使用等方面均优于开放手术。然而，相比完全体内尿流改道 LRC，体外尿流改道术其输尿管肠道吻合技术难度大，既增加了手术时间和出血量，又增加了术后并发症和二次手术的发生率，目前已遭部分中心弃用。

## *48.* 单孔腹腔镜膀胱癌切除的应用现状

传统腹腔镜根治性膀胱切除术需要建立 5～6 个工作通道，尽管和开放手术相比创伤大幅减少，但较多的穿刺通道增加了出血、切口疝、内脏损伤的发生率，也影响美观。为了追求更小的创伤和更好的美容效果，有学者尝试在脐部做一小切口，置入腹腔镜开口器和器械，进行腹腔镜操作，术后的瘢痕将隐藏于肚脐处，从而实现"无瘢痕"的目的。这样一来，许多外科医生的兴趣开始转移到单孔腹腔镜手术。

近年来，单孔腹腔镜（LESS）在泌尿外科的发展迅速。与传统腹腔镜的多通道相比，LESS 可减少多套管造成的并发症，并具有更好的美容效果。目前，LESS 已应用于单纯肾切除、肾部分切除、肾上腺切除等诸多泌尿外科手术，取得了良好的效果。刘春晓等最先报道了 LESS 膀胱根治性切除术及双侧盆腔淋巴结清扫术，术中采用穿刺套管所在切口制作乙状结肠膀胱，无手术相关死亡或并发症发生。

腹腔镜内镜单一切口手术（laparo-endoscopicsinglesite，LESS）是近年出现的一种微创手术方法，术中减少了脐两侧的穿刺套管，该技术诞生于 1999 年，随着该术式开展不断增多，其优势逐渐得以体现，但 LESS 膀胱根治性切除术对肿瘤的控制能力尚不明确。LESS 手术相对于传统腹腔镜手术虽然增大了技术难度，但也存在出血量少、术后疼痛轻等优势。LESS 膀胱根治性切除术有赖于腹腔镜器械的改进：可弯形腔镜操作器械可用于邻近且平行的套管通路，5mm 腹腔镜镜头及新的显像技术在保持良好视野的同时进一步减小了各器械在体内外的相互干扰；可弯形操作器械易于在体内形成操作三角，便于术者操作。上述器械的改进是 LESS 膀胱根治性切除术得以开展的前提条件。即便如此，LESS 的手术操作难度仍明显大于传统腹腔镜手术，操作过程中腔镜器械间的相互干扰，需要术者具有相当的耐心，反复练习来适应，手术过程中操作困难所带来的疲劳是该术式的缺点之一。可弯器械虽可增大术中操作的便利性，但难于牵拉组织。

　　LESS 根治性膀胱切除术近期随访临床疗效好，随着器械的不断改良和技术的提高，LESS 根治性膀胱切除术有望成为浸润性膀胱癌一种更加微创、更美观的替代治疗术式。LESS 可能是继传统腹腔镜以后的又一个发展趋势，但要对 LESS 手术与传统腹腔镜手术的优劣进行比较，尚需对大宗病例进行研究来得出结论。

## *49.* 为了追求更小的创伤和更好的美容效果，经自然腔道内镜手术应运而生

　　经自然腔道内镜手术（naturalorificetranslumenal endoscopic surgery，NOTES）指通过口腔、阴道、直肠等自然腔道进行手术。Puppo 等首先报道了经阴道取出标本的方法，并提出通过阴道前

壁可完成膀胱全切甚至输尿管切除，但此方法尚未能广泛开展。来自 Cleveland 及台北的学者也先后报道了在女性前盆腔脏器（子宫、膀胱等）切除术中经阴道取出标本的方法，还有学者报道经阴道行膀胱根治性切除从腹壁切口取出膀胱的方法，从而避免了术中切开阴道。Tuerk 报道了经肛门取出膀胱的方法，术中同时行输尿管切除及乙状结肠切除，最后经肛门这一自然通道取出标本，并采用输尿管皮肤造口及乙状结肠代膀胱，其中少量患者行可控性膀胱术。大多数术者采用体外缝合代膀胱的方法，也有少数术者采用完全腹腔内回肠新膀胱术，此种方法需要较长的手术时间及学习曲线。

## 50. 机器人辅助腹腔镜技术是微创手术的又一次技术革命

机器人辅助腹腔镜是在普通腹腔镜基础上发展起来的，其具有三维视野、放大的手术区域、灵巧的机械臂、相对少的出血量、手震颤的过滤及减少外科医生疲劳等优点，是微创手术的又一次技术革命。目前机器人辅助腹腔镜手术（robot assisted laparoscopic technique，RRC）在欧美等国家已成为泌尿外科主流术式。2003 年，Menon 等首先报道了机器人辅助膀胱根治性切除术及肠代膀胱术。自此以后，采用该术式的病例数稳步上升，大多数术者选择体外制作代膀胱，其中部分术者采用机器人行膀胱根治性切除术所需的手术时间已与开放手术相似。Menon 等报道机器人辅助腹腔镜的学习曲线比普通腹腔镜短，更容易掌握，尤其是具有腹腔镜手术基础的医生，其学习过程明显缩短。这些都给机器人辅助腹腔镜手术的发展带来了广阔空间。

在术后早期效果及恢复速度方面机器人手术与开放手术比较存在优势。两种术式在病理结果及中期随访生存率方面相似。已有文献报道机器人系统可进一步降低腹腔镜膀胱癌根治性切除术的围手术期并发症的发生率，更重要的是可提高短期随访的疗效。然而近期有一个118例的随机对照试验，对比了机器人辅助膀胱根治性切除术与开放手术，机器人辅助膀胱根治性切除术并没有明显的优势，术后90天并发症发生率、住院时间、病理学结果及3个月、6个月生活质量评分两组之间并无明显差异。2015年发表在欧洲泌尿杂志的一篇系统评价却认为机器人辅助膀胱根治性切除术在肿瘤控制及功能恢复情况仍然不成熟，尽管数据表明淋巴结清除率及切缘阳性率与开放手术相似，5年肿瘤特异性生存率、疾病无复发生存率及总生存率与开放手术组相比无明显差别。机器人辅助膀胱根治性切除术与开放手术比较，在肿瘤控制方面是否存在优势，该术式是否能提高患者的生存率，尚需大样本、前瞻性、长期随访、随机对照研究来进一步明确。

机器人辅助腹腔镜手术的成本效益尚存争议。有学者总结了部分文献后认为机器人辅助腹腔镜手术的成本效益好，机器人辅助膀胱根治术在术后并发症、失血量、住院时间及尿控率等方面有明显优势。为提高成本效益，建议外科医师应最大化地利用新设备为患者进行手术，同时进行专科医师培训。也有人认为机器人辅助膀胱根治性切除术在癌症控制、尿控及性功能方面并无优势。主要的益处是较低的失血量、疼痛的减轻及住院时间的缩短。因此，为了这些短期的益处是否增加手术成本仍然是个疑问。随着设备购买、维护及使用成本降低，将来机器人辅助腹腔镜手术的成本效益会越来越好。

## 参考文献

1. Lin T，Fan X，Zhang C，et al. A prospective randomised controlled trial of laparoscopic vs open radical cystectomy for bladder cancer: perioperative and oncologic outcomes with 5-year follow-up T Lin et al .Br J Cancer，2014，110（4）：842-849.

2. Bochner BH，Dalbagni G，Sjoberg DD，et al. Comparing Open Radical Cystectomy and Robot-assisted Laparoscopic Radical Cystectomy: A Randomized Clinical Trial. Eur Urol，2015，67（6）：1042-1050.

（桂惠明　冯　彬　田俊强　整理）

# 保留性神经在膀胱根治切除术中的应用

　　膀胱癌根治性切除术是肌层浸润性膀胱癌的标准治疗方法。男性膀胱癌根治性切除术切除范围包括膀胱、前列腺、精囊。经典的膀胱根治切除术并不保留血管神经束（neurovascular bundle，NVB），因此它的一个主要缺陷就是会导致男性患者术后勃起功能障碍，从而使很多患者对这种治疗方式产生恐惧或顾虑。膀胱根治性切除术后发生勃起功能障碍的原因主要是术中直接损伤血管神经束。随着保留血管神经束技术在前列腺根治术中的应用，该技术也逐渐在膀胱癌根治术中得到应用。

## *51.* 保留性神经根治性膀胱切除术的首要目的是完全切除肿瘤病灶，勃起功能的保存只能放在第二位，因此应严格掌握手术适应证

　　术前通过膀胱 B 超、膀胱镜活检、盆腔 CT 和磁共振成像选择合适患者，对于术前已证实为勃起功能障碍、一般情况差、肿瘤侵犯广泛者不宜施行此术。在术前一定要有活检病理证实，要

有盆腔 CT、IVP 等影像学检查，了解肿瘤大小、形态、浸润深度、与周围邻近器官的关系，了解患者心、肺、肝、肾功能及一般情况，并排除前列腺癌及远处转移的可能，才能考虑行保留性神经的根治性膀胱切除术。

吕夷松等认为，对于年龄＜ 60 岁者，强烈要求保留性功能；尿路上皮癌，肿瘤分期为 T1 ～ 2，术前排除前列腺癌；肿瘤距离膀胱颈部大于 2cm 的患者，可采取保留性功能的根治性膀胱切除术。但在经济发达国家，患者对性生活的要求较高，许多 60 岁以上的患者仍有较强的性要求。对于年龄＞ 60 岁而＜ 65 岁的患者，如有强烈要求，也可采用保留性神经的手术方式。对 T3 期肿瘤，要注意术中探查，注意生长在膀胱底部及三角区的肿瘤，对于肿瘤已累及精囊或穿透前列腺包膜累及该侧 NVB 时，应果断放弃保留该侧 NVB，将该侧 NVB 连同肿瘤一并切除。文献报道即使只保留一侧 NVB，术后性功能也可得到很好的恢复。

## 52. 膀胱癌根治术中注意盆神经丛及血管神经束

盆神经丛位于腹膜后位，在男性直肠、精囊、前列腺及膀胱后部的两侧（侧韧带内）形成次级神经丛，包括直肠丛、膀胱丛和前列腺丛，与髂内动脉的分支伴行，分布于相应脏器。前列腺丛发出分支至精囊、射精管、膀胱颈、前列腺、阴茎海绵体、尿道海绵体等处，此丛向下延续形成阴茎海绵体丛，分布于勃起组织，支配阴茎勃起。勃起神经及其分支（前列腺丛及阴茎海绵体丛）集中于前列腺 2 点和 10 点附近，经过前列腺侧缘，但整体神经在前列腺侧缘呈向前下走行，近前列腺尖部时基本垂直下行，前列腺尖部约分布在 5 点和 7 点附近，此处神经距离前列腺包膜为 0.5 ～ 1.0cm，而前列腺缘与前列腺丛的神经主干最近距约 5mm。进一步解剖可知血管神经束（neurovascular bundle，NVB）位于前列腺筋膜和提肛肌筋膜之间。上述神经的走行、分布和前列腺之间的距离为保留性功能膀胱癌根治术中游离出勃起神经提供了理论及操作依据。

NVB 是海绵体神经自盆丛发出后在接近膀胱前列腺间沟与膀胱下动脉、静脉分支交织在一起共同组成的一条极细的神经血管束。NVB 于靠近盆侧壁的盆筋膜和狄氏筋膜交界处，走行于前列腺包膜及狄氏筋膜外侧，沿前列腺和尿道背侧方、直肠的前侧壁进入尿生殖膈（图 2）。除一些支配前列腺的分支外，主干一直走行至尿道膜部的两侧和后外侧，穿过尿生殖膈，最终进入阴茎海绵体，支配勃起组织。盆筋膜与前列腺包膜两者在解剖结构上并不十分清晰，他们在前列腺的前方及前侧方融合，在前列腺两侧和后外侧与前列腺包膜分开，形成了前列腺侧隙，前列腺神经丛和阴茎海绵体神经丛的神经支正位于此隙内，若不加以注意，极易损伤二层筋膜内的神经丛。

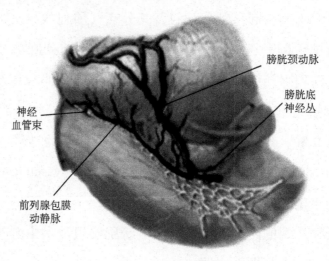

图 2　NVB 走行图

Walsh 等观察男性婴儿尸体解剖切片后发现从盆神经发出支配阴茎海绵体的分支也在前列腺包膜及狄氏筋膜外侧走行，位于前列腺和尿道的背侧方、直肠的前侧壁上。他们是一些极细的神经纤维，但其走行与供应前列腺、精囊、膀胱颈部及尿道的血管分支相伴行，共同镶嵌于致密的纤维脂肪结缔组织中构成一条神经血管束（NVB），并在手术中曾以电脉冲刺激患者的 NVB，结果产生了阴茎勃起的现象。因此，他们主张 NVB 在手术中可作为寻找支配阴茎海绵体的盆神经分支的辨别标志。

## 53. 血管神经束保留技术在膀胱癌根治切除术中的应用

根据文献报道，膀胱癌根治切除术后患者勃起功能障碍的发生率达 14%～84%。如此大的差异是由于不同的手术技术水平、不同的技术方法以及不同的患者选择标准所导致的。膀胱根治切除术后发生勃起功能障碍的主要原因是术中损伤了血管神经束及盆神经丛。

大多数肌层浸润性膀胱癌患者并不同时合并前列腺癌。因此，大多数膀胱癌根治切除术都是可以保留血管神经束以保留患者的勃起功能。1982 年 Walsh 和 Donker 改进了前列腺癌根治术技术，采用保留神经的手术方式取得了极大的成功，患者术后勃起功能障碍的发生率明显降低。1990 年 Brendler 等首先在膀胱癌根治切除术中采用保留神经的手术方式。其后 Schoenberg 等又完成了 69 例保留神经的膀胱癌根治切除术，术后有 42% 的患者保留了勃起功能，其中 62% 的 40～49 岁患者保留了勃起功能。虽然也有学者质疑保留神经的膀胱癌根治切除术可能导致局部复发率升高，但目前仍没有证据证明这种说法。

## *54.* 前列腺外科解剖进展为保留神经的膀胱癌根治术提供了理论和技术可能

前列腺周围的筋膜分为 3 层，即狄氏筋膜、前列腺筋膜和盆底筋膜。狄氏筋膜位于前列腺的后侧，附着于前列腺，在前列腺与直肠之间，同时它也附着于精囊的后侧。前列腺筋膜是包绕前列腺的一层筋膜，在前列腺的前部及侧后方与前列腺的纤维肌肉基质相连续，在侧方与盆底筋膜相融合，在后方与狄氏筋膜相融合，前列腺的供应血管及自主支配神经均位于前列腺筋膜及盆底筋膜之间。盆底筋膜也被称为提肛肌筋膜，位于盆腔和盆底表面，覆盖于闭孔内肌、梨状肌、提肛肌及尾骨肌表面并与腹横筋膜相延续。盆底筋膜与髋骨骨膜相融合，下降至膀胱两侧，形成白色的筋膜浓集线，称为筋膜腱弓。狄氏筋膜位于前列腺与直肠之间，是前列腺或直肠肿瘤播散的重要屏障，通常更贴近前列腺，而在其侧方的边界常常变化，这取决于遇到血管神经束的位置。Kiyoshima 等发现狄氏筋膜在中间与前列腺纤维肌肉基质相融合，而在外侧则与前列腺基质分离，两者之间充填有脂肪组织。Kourambas 等发现狄氏筋膜没有明确的边缘，它在外侧与盆底筋膜相延续，在前方与前列腺筋膜相融合，在后方与直肠固有筋膜相融合。

前列腺蒂可以在离腺体不同距离的地方进行分离。前列腺周围组织的分离可分为三种方式：筋膜内分离，即在前列腺包膜和前列腺筋膜间进行分离；筋膜间分离，即在前列腺筋膜和提肛肌筋膜间进行分离；筋膜外分离，即在提肛肌筋膜和直肠固有筋膜间进行分离。

如果采用筋膜间技术，应在距离前列腺较远的部位离断前列腺蒂。分离平面位于前列腺筋膜及提肛肌筋膜之间，也就是在前列腺血管神经束内进行分离。分离后前列腺筋膜仍保留在前列腺表面，而且由于术中须采用双极钳或结扎速血管闭合系统（Ligsure）进行止血，因此，必然会损伤部分血管神经束组织。

分离后前列腺筋膜和狄氏筋膜融合覆盖在前列腺表面，而分离后的血管神经束表面则无任何筋膜覆盖。在筋膜内技术分离中，平面保持在前列腺包膜和前列腺筋膜之间，位于前列腺的后外侧，神经血管束被完整保留，血管神经束表面覆盖前列腺筋膜和提肛肌筋膜，当前列腺被切除以后，在前列腺的后侧还覆盖有狄氏筋膜，而其后外侧覆盖的前列腺筋膜则是缺失的。在筋膜间分离技术中，分离神经血管束位于前列腺筋膜外侧并带有部分血管神经束组织，血管神经束组织受到部分损害，前列腺筋膜及狄氏筋膜仍然附着于前列腺侧而不是覆盖在血管神经束表面。在筋膜外分离位于血管神经束的外侧，这样血管神经束几乎被完全切除。

筋膜内技术的分离层面位于前列腺后外侧前列腺包膜和前列腺筋膜之间，在分离过程中术者并不能直接看到血管神经束内的成分，如神经血管及脂肪等。一般都先分离右侧，助手用分离钳抓住并向前牵拉输精管和精囊以暴露膀胱颈后侧及前列腺间的层面。为了更好地保留血管神经束，术者应注意 3 个标记点，即后侧的狄氏筋膜、后外侧的前列腺筋膜以及两者之间的前列腺蒂。打开狄氏筋膜将前列腺与直肠分离，显露血管神经束。将前列腺向中间牵拉暴露前列腺的外侧，前列腺的外侧被前列腺筋膜覆盖。在前列腺基底部沿血管神经束的边缘打开前列腺筋膜直至前列腺尖部，如果遇到较大的血管则进行离断，并将这些血管作为标记以保证分离部位远离血管神经束。在成功分离出血管神经束的边界后，沿前列腺包膜表面进行分离。最后贴近前列腺包膜离断前列腺蒂。

筋膜内分离保留血管神经束的技术已经在前列腺癌根治手术中广泛开展，并取得了良好的临床疗效。但也有部分学者认为筋膜内分离可能导致肿瘤切缘阳性率升高。此外，由于膀胱癌患者并不存在前列腺癌，因此并不会导致肿瘤切缘阳性率升高。目前尚无筋膜内分离技术在膀胱癌根治切除术中应用的大宗病例报道。因此，其对于勃起功能、尿控及肿瘤控制的远期效果还须进一步在临床进行验证。

## 55. 保留性神经的膀胱癌根治术手术要点及注意事项

开放手术采用顺行方法游离膀胱：游离膀胱前壁，切断两侧耻骨前列腺韧带，在前列腺尖部近端缝扎后切断阴茎背深静脉复合体。在前列腺两侧切开盆筋膜，紧贴前列腺分离向外推开盆筋膜及其中的 NVB。切断膀胱脐韧带，将膀胱与腹膜分离，直达膀胱底部。游离膀胱后壁，游离双侧输尿管下段至近膀胱处切断，沿输精管分离至精囊，切断、结扎双侧输精管。以精囊为标志游离膀胱后外侧，紧贴精囊切断双侧膀胱侧韧带。打开狄氏筋膜，在其前后两层之间紧贴前列腺向下游离至前列腺尖部。锐性切开至尿道，并横形切开前列腺包膜，切除前列腺，切断后壁包膜，切除膀胱及前列腺，保留 NVB 及部分前列腺包膜。

腹腔镜手术在髂血管分叉处找到输尿管，沿输尿管剪开腹膜，分离输尿管至膀胱外，近膀胱处用超声刀切断。在盆壁找到输精管，分离至精囊，以精囊为标志，紧贴精囊外下方游离，推开双侧神经血管束，游离至前列腺基底部。在精囊后方横行切开狄氏筋膜，分离至前列腺后方。分离膀胱前壁，切断膀胱脐韧带，向下分离膀胱前间隙，显露耻骨前列腺韧带及盆筋膜反折。切开两侧盆筋膜反折和耻骨前列腺韧带，暴露前列腺尖部，缝扎阴茎背深静脉复合体后切断。游离膀胱侧韧带，至前列腺基底部，紧贴前列腺外侧分离前列腺侧韧带，向下分离至前列腺尖部，离断尿道，切除膀胱前列腺。

## 参考文献

1. 潘铁军. 男性膀胱根治切除术中血管神经束的保留. 现代泌尿外科杂志，2013，18（2）：105-107.

（桂惠明　冯　彬　田俊强　整理）

# 保留膀胱手术在肌层浸润性膀胱癌的治疗价值

目前肌层浸润性膀胱癌的标准治疗是新辅助化疗后进行尿流改道的根治性膀胱切除术（radical cystectiomy，RC），但由于该手术创伤大，术后排尿方式改变使患者生活质量下降，导致许多患者不愿接受该手术方式。近年来部分患者可行经尿道膀胱肿瘤电切术（transurethral resection of bladder tumor，TURBT）或膀胱部分切除术（partial cystectomy，PC）等保留膀胱的手术治疗。保留膀胱的手术不仅能维持患者的泌尿、性生活等功能，而且在部分患者具有与根治性膀胱切除术相似的肿瘤控制效果。

在很长一段时间里，保留膀胱手术是膀胱癌，特别是肌层浸润性膀胱癌的次要治疗方案。在过去的几十年里，越来越多的临床资料显示保留膀胱的手术不会影响一些认真选择的患者肿瘤控制效果。对有些患者可以采用保留膀胱的手术和放化疗相结合的方式，以减少对泌尿、性生活等的影响，提高患者生活质量。总之，随着人们对脏器保留手术的重视，保留膀胱手术将会被更多的泌尿外科医生接受，成为肌层浸润性膀胱癌的重要治疗方式。

## *56.* 肌层浸润性膀胱癌行保留膀胱手术时选择合适的患者十分重要

肌层浸润性膀胱癌行保留膀胱手术时选择合适的患者十分重要。单病灶、cT2 ～ T3N0M0、无肾积水、无原位癌（tumor in situ，TIS）、肿瘤无远处转移、可经尿道完全切除和具有尿路上皮组织特性的患者最适合做保留膀胱的手术。远处转移、cT4、原位癌、多病灶、肾积水、不能经尿道完全切除、具有组织学变异和高度侵袭性的患者不推荐保留膀胱手术，而新辅助化疗后行尿流改道的根治性膀胱切除术是其理想选择。

## *57.* 经尿道膀胱肿瘤电切术是保留膀胱手术的重要方法

许多研究显示，TURBT 能提高肿瘤总生存率。Solsona 等研究显示 cT2 期膀胱癌患者 TURBT 术后 5 年、10 年、15 年总生存率分别为 73.7%、39.8%、24.8%。Herr 等指出 cT2 ～ T3 期的患者 TURBT 术后，10 年肿瘤特异性生存率为 76%，其中 57% 的患者保留了原有的膀胱。这些统计数据显示，有些患者可以通过经尿道膀胱肿瘤电切术治疗，而无须进行尿流改道的根治性膀胱切除术。

对身体条件不能耐受 RC 或不愿接受 RC 的患者，可以考虑行保留膀胱的膀胱部分切除术。2014 年《中国泌尿外科疾病诊断治疗指南》中 MIBC 患者行膀胱部分切除术的适应证为：肿瘤位于膀胱憩室内、输尿管开口周围或肿瘤位于经尿道手术操作盲区的患者，有严重尿道狭窄和无法承受截石位的患者，术前影像学检查提示上尿路积水以及盆腔淋巴结肿大的患者。张敏光等回顾分析了上海交通大学附属瑞金医院 136 例 MIBC 患者的治疗情况及随访结果，其中 100 例患者接受 PC 手术，36 例接受 RC 手术，结果发现：5 年肿瘤特异性生存率 PC 组高于 RC 组（68% vs. 55%，$P = 0.033$）；PC 组和 RC 组平均肿瘤特异性生存期分别为 49.9 个月、52.6 个月和 40.4 个月。Knoedler 等研究发现膀胱部分切除术与根治性膀胱切除术相比，10 年肿瘤复发率分别为 61% 和 66%，$P = 0.63$，肿瘤特异性生存率分别为 58% 和 63%，$P = 0.67$，均没有统计学意义。有趣的是在 86 例接受膀胱部分切除术的患者中，仅有 4 例（5%）出现膀胱外盆腔肿瘤复发；而 167 例接受膀胱根治术的患者中，有 29（17%）例出现膀胱外盆腔肿瘤复发，$P = 0.004$。

## 参考文献

1. Cahn DB, Ristau BT, Ghiraldi EM, et al. Bladder Preservation Therapy: A Review of the Literature and Future Directions. Urology, 2016, 96: 54-61.

2. 张敏光. 应重新认识膀胱部分切除术在肌层浸润性膀胱癌治疗中的作用. 现

代泌尿外科杂志，2012，17（2）：193-195.

3. Knoedler JJ，Boorjian SA，Kim SP，et al. Does partial cystectomy compromise oncologic outcomes for patients with bladder cancer compared to radical cystectomy? A matched case-control analysis. J Urol，2012，188（4）：1115-1119.

（马志明　冯　彬　田俊强　整理）

# 膀胱癌患者淋巴清扫的范围对于膀胱癌预后具有重要指导意义

　　膀胱癌的治疗手段已有很大改进，但其特定死亡率的降低是相对有限的。临床研究显示，根治性膀胱全切术联合盆腔淋巴结清扫术（pelvic lumph node dissection，PLND）是肌层浸润性膀胱癌或者晚期非肌层浸润性膀胱癌患者进行肿瘤准确分期、决定辅助放化疗、避免复发和转移、局部有效控制的最佳方法，但约50%膀胱癌患者仍在术后5年内出现转移进而死亡。因此，探讨淋巴结的清扫范围对于膀胱癌预后具有重要指导意义。

　　尽管目前对于PLND的范围仍存在一些争议，但是越来越多的学者认为，扩大清扫的优势日趋明显。扩大PLND不仅能清除很多标准PLND范围之外的淋巴结，而且一定程度上增加了清扫淋巴结的数目，增加了清除阳性淋巴结的概率，对于提高患者生存率，改善预后都有重要意义。不过，目前的文献报道大多是回顾性分析，缺少随机化的前瞻性研究。所以，其具体的临床意义还需要将来更多的随机化研究和长期的随访来证实。从肿瘤预后的相关因素来看，清扫范围、清扫总淋巴结数和预后呈正相关，发现的阳性淋巴结数、淋巴结密度和预后呈负相关，淋巴结外浸润（ENE）的相关预后价值还需更多研究进一步论证。机器人辅助技术作为一项新的研究热点，在广泛应用之后仍然需要更多远期疗效的评价。

## 58. 淋巴结清扫的范围国际上尚无统一的技术规范，临床上普遍认可的、可具体施行的主要有 3 种

三种淋巴结清扫的手术方式是：局限淋巴结清扫、常规淋巴结清扫、扩大淋巴结清扫。局限淋巴结清扫范围为：闭孔内淋巴结及脂肪组织。常规淋巴结清扫的范围是：近端至髂总动脉分叉处，外侧至生殖股神经，远端至髂外动脉上方旋髂静脉和 Cloquet 淋巴结。扩大淋巴结清扫的范围在常规淋巴结清扫的基础上扩展到腹主动脉分叉、肠系膜下动脉水平，近端至腹主动脉分叉甚至肠系膜下动脉，远端至旋髂静脉和 Cloquet 淋巴结，内侧包括髂内血管及闭孔周围，后方至双侧坐骨前和骶前淋巴结。

## 59. 扩大淋巴结清扫的价值利大于弊

（1）提高阳性淋巴结检出率。Vazina 等发现，有约 16% 的 T3 ~ T4 期患者的淋巴结转移部位在髂总动脉或主动脉分叉水平，而共有 30% 左右的患者存在髂总和骶前淋巴结侵犯。Steven

和 Ponlsen 等也证实有 34.4% 的阳性淋巴结在髂总血管分叉以上水平。近年来的一些研究表明，更多的淋巴结转移在标准 PLND 范围以外，分别为髂总血管（15% ～ 23%），骶前（6% ～ 8%），主动脉分叉以上部位（4% ～ 10%）。Dorin 等根据 ePLND 术后患者的淋巴结转移情况，将之分为 3 级：闭孔、髂内、髂外淋巴结（第 1 级）；髂总、骶前淋巴结（第 2 级）；腔静脉和主动脉旁淋巴结（第 3 级）。第 1、第 2、第 3 级区域的淋巴结阳性人数比例分别为 59%、13%、28%，在标准 PLND 范围外的淋巴结转移约占 41%，范围局限于髂总血管分叉以下的标准 PLND 将不能彻底清除转移淋巴结。Roth 等通过注射 $Tc^{99}$ 纳米微粒显像，术前 SPECT+ 术中 $\gamma$ 射线探测，发现 92% 淋巴结引流输尿管与髂总血管交叉以下，约 8% 引流输尿管与髂总血管交叉处，并提出局限于髂外＋闭孔淋巴结的 PLND 只能清除约 50% 的淋巴结，而达髂总血管交叉以上的 ePLND 能清除约 90% 的淋巴结。

（2）提高生存率。充分地切除淋巴结从理论上讲可以提高生存率，因为它降低了机体的肿瘤负荷，并减少了免疫治疗或化疗的靶向癌细胞数量，使其治疗作用得以更加充分地发挥。近期 Abol-Enien 等研究发现，扩大和局部清扫术后患者的 5 年肿瘤无复发生存率（RFS）分别为 66.7% 和 54.7%，而淋巴结阳性患者的 5 年 RFS 分别为 48% 和 28.2%。Nivedita 等回顾了 668 例 RC 术后患者，其中局部 PLND 组 336 例，ePLND 组 332 例，结果两者阳性淋巴结患者 5 年 RFS 分别为 7%、

35%（$P < 0.001$）。扩大清扫组在分期为 PT2PN0、PT3PN0、PT2PN0～2、PT3PN0～2 患者的 5 年 RFS 均高于局部清扫组。据此，Nivedita 认为 ePLND 不仅能提高淋巴结阳性患者的生存率，而且对于淋巴结阴性的患者，ePLND 因清除了微转移灶而起到一定的治疗作用。

最近 Jensen 等通过大样本数据发现：早期的淋巴结复发更加集中在骨盆区域之外，与局部 PLND（6%）相比，ePLND（8%）并不能降低复发风险。但对于无论淋巴结阳性或阴性患者，扩大清扫组 5 年肿瘤特异生存率均明显高于局部清扫组。Frazier 等报道行 RC+ 标准 PLND 的 T2、T3、T4 期肿瘤患者的 5 年生存率分别为 75%、40%、25%。而近年 Stein 等报道经 ePLND 术后，T2、T3、T4 期肿瘤的 5 年生存率分别为 89%、78%、50%，较之前文献数据有明显提升。刘向征等回顾研究了 2006—2010 年行 RC+ePLND 的 32 个连续病例，总体 3 年生存率为 81.78%，淋巴结阳性患者的总生存率为 66.7%。证实了 RC+ePLND 可以有效地提高患者的生存率。

然而也有观点认为，过度扩大清扫范围并不能提高生存率。Steven 等比较了发生髂总血管周围和腔静脉 / 主动脉旁淋巴结转移的患者，5 年 RFS 分别为 37% 和 39%。Dorin 等的研究也证实发生第 2 级和第 3 级范围淋巴结转移的生存率相当大。Zehnder 等回顾性分析了两个大型医学中心行不同范围的扩大 PLND（达到髂总血管中上 1/3 组和达到肠系膜下动脉水平组），分期为

PT2PN0 ～ 2 的患者 5 年 RFS 分别为 57%、67%；PT3PN0 ～ 2 的患者 5 年 RFS 分别为 32%、34%，且两组的总体复发率均为 38%。这进一步说明了髂总血管以上淋巴结清扫范围或许对于患者预后并无显著影响。

（3）是否会增加围手术期并发症发生率？尽管 RC 有着较高的并发症发生率，但 ePLND 并不会增加并发症发生率和病死率。Poulsen 等在一项研究中比较了 ePLND 和局部 PLND，结果显示两组病死率相当。Brossner 等的研究也支持以上观点，提出尽管 ePLND 增加了手术时间，需要外科治疗的并发症在局部清扫组占 9%，而扩大清扫组也仅占 11%，两者无明显差异。

那么，切除淋巴结数目的多少和术后并发症是否有关？Leissner 等比较了切除淋巴结数 < 16 个和 > 16 个的两组患者，结果显示两组患者发生淋巴囊肿和淋巴水肿并发症的比例相当，分别为 2% 和 1%。而 Stein 等的研究证明，无论淋巴结阳性或阴性患者，PLND 术后并发症的发生率无明显差异。

## 60. 与肿瘤预后相关的淋巴结因素值得重视

（1）清扫淋巴结数量

关于清扫淋巴结的标准数目和最小数目尚缺乏统一意见。根据大多数文献报告，随着切除的淋巴结数目的增加，生存率也相应地提高。Konety 等提出，无论任何分期的膀胱肿瘤，在 RC 术时至少应清扫 10 ～ 14 个淋巴结才能有效改善预后。Fang 等报道了 8 年间共有 349 例行 RC+PLND，其中后 4 年的 202 例被规定为术中切除淋巴结数不得少于 16 个。结果为：前 4 年的 147 例切除淋巴结中位数为 15 个，后 4 年 202 例为 20 个，4 年内的生存率从 41.5% 提升至 72.3%。

　　清扫更多的淋巴结似乎能降低遗漏淋巴结的概率。最近，Sharia 等在一项包括美国、欧洲、加拿大三地 12 个医学中心，4335 例 RC+PLND 术后患者的研究中发现，当切除淋巴结总数分别为 1、3、5、8、10、20 个时，遗漏阳性淋巴结的概率相应为 76%、52%、40%、30%、26%、15%，而只有清扫＞ 15 个时，淋巴结分期的敏感性才＞ 80%。Dangle 经研究发现，局部清扫和标准清扫将分别遗漏约 25% 和 11% 的阳性淋巴结。Seiler 等发现未包含髂内血管区域的淋巴结清扫将遗漏约 29% 的转移淋巴结，并低估约 10% 患者的病理分期。

　　Ramy 在综述中分析了 14 篇文献中提供的淋巴结切除数据，标准 PLND 切除淋巴结平均个数为 8 ～ 14 个，而扩大 PLND（达主动脉分叉水平）平均为 25 ～ 45 个。Hurle 等也在文献回顾中报道了标准 PLND 和扩大 PLND 平均清扫的淋巴结数分别为 13（9 ～ 18）个和 31.5（14.7 ～ 50）个，可见扩大 PLND 的淋巴结清扫数量明显高于标准 PLND。

　　不过，Dorin 等分析了两个医学中心的淋巴结转移数据，发现尽管两者所取的淋巴结总数有显著不同，但是淋巴结转移的分布以及发生率、复发率和生存率都非常接近。提出相比于切除的淋巴结数目，清扫的范围和细腻的手术技巧可能是更为重要的预后因素。

（2）阳性淋巴结数量（肿瘤负荷）

目前认为阳性淋巴结数量和生存率有密切联系。Abdel-Latif 等在研究中发现 1 个、2～5 个、5 个阳性淋巴结的平均 3 年生存率分别为 58.6%、31.8%、6.8%。Fleischman 等也提出阳性淋巴结＜ 6 个和≥ 6 个总体 5 年生存率分别为 35% 和 17%。其他一些研究也证实了阳性淋巴结≤ 8 个较＞ 8 个时的 10 年 RFS 明显提升。最近，Tarin 等发现在 PN3 的膀胱癌患者中，5 年 RFS 明显低于 PN1 和 PN2 患者，而后两者的 5 年 RFS 无明显差异。Jeong 等报道的 525 例患者中，仅 1 个淋巴结阳性为 54 例 (10.3%)，2 个淋巴结阳性 23 例 (4.4%)，前者的 5 年 RFS 和 DSS 分别为 36.9%、52.2%，后者的 5 年 RFS 和 DSS 为 16.3%、21.7%，经多变量分析认为有 2 个淋巴结阳性患者的 RFS 和 DSS 要明显低于仅 1 个淋巴结阳性患者，而淋巴结阴性患者和仅 1 个阳性患者的 RFS 和 DSS 无统计学差异。

（3）淋巴结密度（LND）

淋巴结密度是指标本中发现阳性淋巴结数占切除的总淋巴结数的百分比。其包含了两个重要的因素，即阳性淋巴结数量（肿瘤负荷）和切除 / 检查的淋巴结总数（切除范围）。由于淋巴结切除术的程度不一，因此淋巴结密度有助于淋巴结分期的标准化，并有利于辅助疗法和临床试验的统一。这个概念最早是由 Herr

在 2003 年提出。当时他比较了当阳性／总淋巴结数≤ 20% 变为 ＞ 20% 时，5 年生存率从 64% 降为 8%。同年 Stein 等也报道了 这一现象，并将之命名为"淋巴结密度"。当淋巴结密度≤ 20% 时的 10 年 RFS 为 43%，而当淋巴结密度＞ 20% 时仅为 17%。 最近，Kassouf 等的大样本回顾性分析认为，PLND 范围越大， LND 的预后价值也就越大，LND 值与 DSS 的增长呈负相关，当 LND 为＜ 6%、6% ～ 41%、＞ 41% 时，5 年 DSS 分别为 47%、 36%、21%，并提出 LND 适用于对患者的分层研究，是一项独 立的预后因素。

（4）淋巴结外浸润（ENE）

淋巴结外浸润是指肿瘤组织突破淋巴结外囊向结外生长。 目前报道的文献较少，Fleischman 评估了经 RC+ePLND 术后 101 例淋巴结阳性患者，发现其中 58% 患者存在 ENE，无复发中位 生存期为 12 个月，其余患者为 60 个月。总中位生存期分别为 16 个月和 60 个月。Fajkovic 等研究 748 例术后经病理确认为淋巴 结转移的患者，其中 375 例存在 ENE（50.1%），同时发现 ENE 的淋巴结数目越多，肿瘤的 PT 分期也就越高。通过多变量分析 证实了 ENE 是与肿瘤复发率和特异性病死率相关的一项独立的 预后因素。但也有报道称并未发现 ENE 和生存率之间有明显的 联系，目前对于 ENE 的报道也多是回顾性的分析，前瞻性的研 究较少，ENE 的预后价值还需进一步论证。

（5）淋巴血管侵犯（LVI）

淋巴血管侵犯是指在淋巴管或动静脉的管腔中发现有肿瘤细胞的浸润。Resnick 等的研究发现，有约 12.3% 行经尿道膀胱肿瘤电切（TURBT）术的患者存在 LVI，而行 RC 术的患者高达 33.1%。在 TURBT 手术患者，LVI 组淋巴结转移的风险（48.3%）要明显高于无 LVI 组（25.0%）。提示 LVI 具有很好的预后价值，对于制定临床决策，尤其是确定表浅性膀胱癌患者的手术方式以及辅助治疗和化疗的必要性具有重要意义。Quek 提出 LVI 是一项独立的预后因素，在无 LVI 患者，10 年 RFS 为 74%，而 LVI 患者为 42%；10 年总体生存率也分别为 43% 和 18%。最近一项大样本的研究显示，LVI 和肿瘤复发率与肿瘤特异性死亡率密切相关，并有学者推断 LVI 可能存在于膀胱癌发展的某一时期内。

## 61. 机器人技术在 PLND 的应用前景光明

已有多项研究证实了机器人技术与腹腔镜技术应用于 RC+PLND 的可行性与安全性，术中切除的淋巴结数量和术后并发症均和开放手术无明显差异。最近，Desai 等研究了机器人和腹腔镜技术在高位 PLND 中的应用，共 15 例患者接受了机器人 RC（4 例）和腹腔镜 RC（11 例）手术，其中清扫至肠系膜下动脉水平（IMA）者 10 例，主动脉分叉水平 5 例。结果显示：所有患者均手术成功，无中转开放手术，中位手术时间 6.7 小时，估计出血量＜ 500ml，总体切除淋巴结的中位数为 31 个（15 ～ 78

个），IMA 组切除数目更多（平均 42.5 个），而主动脉分叉组较少（平均 20.5 个）。共有 4 例（25%）发现淋巴结转移，其中 IMA 组 3 例而主动脉分叉组 1 例。共 6 例（40%）出现围手术期并发症。经 13 个月（中位）随访，没有发现局部或全身复发情况。Lavery 和 Kasraeian 的研究也支持以上结论，指出机器人手术系统在扩大 PLND 中的应用是安全可行的。

## 参考文献

1. Witjes JA，Comperat E，Cowan NC，et al. EAU guidelines on muscle-invasive and metastatic bladder cancer: summary of the 2013 guidelines. Eur Urol, 2014, 65 (4)：778-792.

2. Tilki D，Brausi M，Colombo R，et al. Lymphadenectomy for bladder cancer at the time of radical cystectomy. Eur Urol，2013，64（2）：266-276.

3. Shariat SF，Ehdaie B，Rink M，et al. Clinical nodal staging scores for bladder cancer: a proposal for preoperative risk assessment. Eur Urol，2012，61（2）：237-242.

4. Jensen JB，Ulhoi BP，Jensen KM. Extended versus limited lymph node dissection in radical cystectomy: impact on recurrence pattern and survival. Int J Urol，2012，19（1）：39-47.

5. Park WK，Kim YS. Pattern of lymph node metastasis correlates with tumor location in bladder cancer. Korean J Urol，2012，53（1）：14-17.

6. Tarin TV，Power NE，Ehdaie B，et al. Lymph node-positive bladder cancer

treated with radical cystectomy and lymphadenectomy: effect of the level of node positivity. Eur Urol, 2012, 61 (5) : 1025-1030.

7. Kassouf W, Svatek RS, Shariat SF, et al. Critical analysis and validation of lymph node density as prognostic variable in urothelial carcinoma of bladder. Urol Oncol, 2013, 31 (4) : 480-486.

8. Fajkovic H, Cha EK, Jeldres C, et al. Extranodal extension is a powerful prognostic factor in bladder cancer patients with lymph node metastasis. Eur Urol, 2013, 64 (5) : 837-845.

9. Desai MM, Berger AK, Brandina RR, et al. Robotic and laparoscopic high extended pelvic lymph node dissection during radical cystectomy: technique and outcomes. Eur Urol, 2012, 61 (2) : 350-355.

（田跃军　冯　彬　田俊强　整理）

# 上尿路尿路上皮肿瘤的手术治疗进展

尿路上皮肿瘤（urothelial carcinomas，UCs）在最常发肿瘤中位居第四。这些肿瘤可发生在下尿路（膀胱和尿道）或者上尿路（肾盂和输尿管），其中膀胱肿瘤占到 90% ～ 95%，上尿路肿瘤（urothelial carcinomas of upper tract，UTUC）只占到 5% ～ 10%。在西方国家，每年平均 10 万人中有 2 例上尿路肿瘤患者，且肾盂肿瘤的发生率是输尿管肿瘤的 2 倍，约有 17% 的患者同时发生膀胱肿瘤，22% ～ 47% 的上尿路肿瘤患者被发现肿瘤在膀胱中复发，2% ～ 6% 患者合并对侧上尿路肿瘤的复发。Cosentino 等发现患有上尿路上皮肿瘤合并膀胱肿瘤的患者在所有患尿路上皮肿瘤患者中占 33%，并且与上尿路肿瘤所在的位置有关。根据 2004 年 WHO 的分级以及 2009 年的 TNM 分期标准，高危尿路上皮肿瘤在临床中可表现为原位癌，非浸润性乳头状肿瘤及浸润性肿瘤。对尿路上皮肿瘤进行标准的根治性手术后的病理结果表明，高分级的上尿路肿瘤占 75% 左右。因此，对上尿路细胞肿瘤治疗方案的选择就像治疗非肌肉浸润性膀胱癌一样，根据 UTUC 的危险分级选择合理的治疗方式。Cosentino 等认为对于上尿路肿瘤合并膀胱癌的患者，多数膀胱癌为非肌层浸润性膀胱癌，因此建议经尿道膀胱肿瘤切除术（TURBT）联合包括内镜下切除术、根治性肾输尿管切除术、输尿管切除术等治疗上尿路肿瘤的手术对该类患者进行治疗。陈俊星等对 8 例单侧上尿路肿瘤合并膀胱癌的患者行根治性肾输尿管膀胱切除术及尿流改道术，随访结果发现效果良好。对于对侧肾脏功能正常且无癌转移的 UTUC 患者，行患侧根治性肾输尿管切除（radical nephroureterectomy，RNU）联合切除膀胱输尿管部是标准的手术治疗方式。

## 62. 低危上尿路肿瘤患者可接受保肾手术

术前对上尿路肿瘤患者的肿瘤进行分层至关重要。可接受保肾手术的患者包括低危上尿路肿瘤、部分原位癌及部分高危非肌层浸润性尿路上皮癌患者。同时，为及时发现肿瘤的复发或进展，保肾手术的患者需要在手术后接受严格的随访检测。建议对肾功能不全、双侧上尿路肿瘤、孤肾及恶病质患者行保肾手术治疗。

保肾手术主要有下面两种：①输尿管软镜，运用钬激光等先进技术，钬 [ 钇铝柘榴石（yttrium aluminum garnet，YAG），穿透组织＜ 0.5mm] 和铷 [ 钇铝柘榴石激光，组织穿透 5 ～ 6mm]

可直视肾内集合系统及输尿管中肿瘤，并完全切除。经输尿管镜切除术的患者死亡率亦低于电烙术，但仍然有较高的原位复发率及膀胱内复发率。②对于肿瘤组织太大不能用输尿管软镜治疗的患者可选择经皮顺行途径，用经尿道前列腺切除器及激光对患者进行治疗，还可在术后进行局部辅助药物灌注。一项回顾性研究发现，经皮途径的肿瘤原位复发率及膀胱内复发率均低于经输尿管软镜途径。③肾部分切除术（partial nephrectomy），适用于低分级，位于肾脏两极的单发肿瘤的孤肾患者。④输尿管部分切除术（Segmental ureterectomy），2/3 的输尿管肿瘤发生在输尿管远端，对该类患者可行输尿管膀胱吻合术，对输尿管行部分切除术。

## 63. 根治性肾输尿管切除术联合切除同侧输尿管膀胱部是治疗高危上尿路肿瘤的标准手术术式

Simone 等发现相对于开放根治性肾输尿管切除术来说，腔镜下根治性肾输尿管切除术的术中出血量少，患者住院天数短，肿瘤无转移生存及肿瘤特异性生存率间无明显差异。Rosciqno 等发现扩大的局部淋巴结清扫不但有助于对淋巴结分级的判断，还有助于提高患者的生存率。Xylinas 等认为经膀胱内或者膀胱外可完整地切除输尿管膀胱部，降低由于远端输尿管切除不完全而引起的肿瘤复发概率。为避免根治性肾输尿管切除手术过程中，肿瘤细胞脱落种植于膀胱内，Chen 等建议在行根治术前将输尿管远端剪断，以防肿瘤细胞脱落种植，降低肿瘤复发率。同时，一些临床试验结果表明，对根治性肾输尿管切除术后患者进行膀胱内灌注 20 ～ 40mg 丝裂霉素可降低术后的膀胱肿瘤复发率。

对于孤肾，双侧肾脏存在严重病变及肾功能不全的高危上尿路肿瘤患者，可考虑行保留肾单位手术（renal-sparing surgery，RSS）。在行保留肾单位手术前需运用输尿管镜及尿脱落细胞学检查结果对输尿管内肿瘤的位置及大小进行完整的判断：①肿瘤位于输尿管远端：切除远端输尿管及输尿管膀胱部，并行输尿管膀胱吻合术，吻合方式可选择直接端端吻合，亦可选择输尿管膀胱再植；②肿瘤位于输尿管中段：行输尿管部分切除术，输尿管端端吻合；③仅对一些输尿管内多发肿瘤的患者考虑行全段输尿管切除。

另外，Bamias 等通过回顾性分析发现，以顺铂为基础辅助化疗的上尿路肿瘤患者无瘤生存率高于未接受辅助化疗的患者，亦有学者试图用辅助放化疗，但该类研究数据较少，有待进一步研究。

## 参考文献

1. Roupret M, Babjuk M, Comperat E, et al. European guidelines on upper tract urothelial carcinomas: 2013 update. Eur Urol, 2013, 63 (6)：1059-1071.

2. Babjuk M, Bohle A, Burger M, et al. EAU Guidelines on Non-Muscle-invasive Urothelial Carcinoma of the Bladder: Update 2016. Eur Urol, 2017, 71 (3)：447-

461.

3. Roupret M, Babjuk M, Comperat E, et al. European Association of Urology Guidelines on Upper Urinary Tract Urothelial Cell Carcinoma: 2015 Update. Eur Urol, 2015, 68 (5): 868-879.

4. Xylinas E, Rink M, Margulis V, et al. Multifocal carcinoma in situ of the upper tract is associated with high risk of bladder cancer recurrence. Eur Urol, 2012, 61 (5): 1069-1070.

5. Cosentino M, Palou J, Gaya JM, et al. Upper urinary tract urothelial cell carcinoma: location as a predictive factor for concomitant bladder carcinoma. World J Urol, 2013, 31 (1): 141-145.

6. Seisen T, Granger B, Colin P, et al. A Systematic Review and Meta-analysis of Clinicopathologic Factors Linked to Intravesical Recurrence After Radical Nephroureterectomy to Treat Upper Tract Urothelial Carcinoma. Eur Urol, 2015, 67 (6): 1122-1133.

7. Mandalapu RS, Remzi M, de Reijke TM, et al. Update of the ICUD-SIU consultation on upper tract urothelial carcinoma 2016: treatment of low-risk upper tract urothelial carcinoma. World J Urol, 2017, 35 (3): 355-365.

8. Gakis G, Schubert T, Alemozaffar M, et al. Update of the ICUD-SIU consultation on upper tract urothelial carcinoma 2016: treatment of localized high-risk disease. World J Urol, 2017, 35 (3): 327-335.

9. Xylinas E, Rink M, Cha EK, et al. Impact of distal ureter management on oncologic outcomes following radical nephroureterectomy for upper tract urothelial

carcinoma. Eur Urol, 2014, 65 (1): 210-217.

10. Chen MK, Ye YL, Zhou FJ, et al. Clipping the extremity of ureter prior to nephroureterectomy is effective in preventing subsequent bladder recurrence after upper urinary tract urothelial carcinoma. Chin Med J (Engl), 2012, 125 (21): 3821-3826.

11. Seisen T, Nison L, Remzi M, et al. Oncologic Outcomes of Kidney Sparing Surgery versus Radical Nephroureterectomy for the Elective Treatment of Clinically Organ Confined Upper Tract Urothelial Carcinoma of the Distal Ureter. J Urol, 2016, 195 (5): 1354-1361.

12. Messer JC, Terrell JD, Herman MP, et al. Multi-institutional validation of the ability of preoperative hydronephrosis to predict advanced pathologic tumor stage in upper-tract urothelial carcinoma. Urol Oncol, 2013, 31 (6): 904-908.

（郭　琦　冯　彬　田俊强　整理）

# 尿流改道的手术方式与选择原则

尿流改道手术已经有近200年的历史，它包括了肾、输尿管、膀胱及尿道的造口或者瘘口，还有各种类型的尿流复道。对于进行根治性膀胱切除术的膀胱肿瘤患者来说，主要是指膀胱切除术后的膀胱替代及尿流改道。很长一段时间以来，尿流改道以及膀胱替代的研究进展缓慢，难以满足患者对自主控尿及生活质量的要求。直至20世纪80年代初期，Kock报道可控性回肠膀胱术的成功经验后，各种异位可控和原位可控的膀胱替代成形及尿流改道术才不断推出。选择尿流改道方法的总原则是结合患者具体情况，在保证安全可靠的前提下，尽可能达到自主控尿的目的。

膀胱肿瘤患者是否进行根治性膀胱切除术以及选择哪种尿流改道方式，需要根据肿瘤的分期分级、患者的年龄、一般情况和意愿做出个体化的选择，同时还要考虑到手术者对所选术式的熟练程度，以尽可能达到临床治愈肿瘤、保障生活质量的目的。

## 64. 原位可控性肠代膀胱术有其一定的优势

原位可控性尿流改道是指新膀胱（储尿囊）位于小骨盆，取代被切除膀胱的位置，通过尿道外括约肌来控制排尿，利用腹压完成排尿过程。由于尿液是通过原有尿道排出，所以术前存在尿道外括约肌损伤或无功能，或并发尿道梗阻性疾病如尿道狭窄、后尿道瓣膜、尿道结核者均不适宜施行这种手术。而膀胱肿瘤侵及前列腺和后尿道者，需同时行尿道切除术，也无法选择该术式。需要指出的是，膀胱多发肿瘤、原位癌、肿瘤累及膀胱三角区或膀胱颈，现在不再认为是尿道切除术的绝对适应证。甚至有人认为即使肿瘤累及前列腺部尿道但是仅局限于黏膜，而膜部尿道的边缘阴性，亦可考虑原位膀胱重建。但是肿瘤侵及前列腺间质仍然是原位膀胱的禁忌证，因为这些患者发生尿道复发的风险很高。另外，肠道曾经进行过放射性照射或者曾有肠道结核病史、因肠粘连或者肠道病变不能取得足够肠管者，都是原位可控肠道代膀胱术的禁忌证。另外，一般情况较差、不能耐受较大手术者，也不宜选择此类手术。原位可控性肠道代膀胱术的术式目前有很多选择，包括原位可控"W"形回肠膀胱术、原位可控"S"形回肠膀胱术、原位可控"U"形回肠膀胱术、原位可控 Kock 回肠膀胱术、原位可控 Stanford 回肠膀胱术、原位可控 Studer 回肠膀胱术、原位可控回结肠膀胱术、原位可控 Goldwasser 膀胱术、原位可控 Mary land 回肠膀胱术、原位可控 Mainz 回盲升结肠膀胱术、原位可控乙状结肠球形膀胱术、去带盲结肠膀胱术、原位可控胃膀胱术等。这些术式的原理大同小异，主要是在构建新膀胱的方式以及抗反流机制上有所差别。在以上术式中，原位可控"U"形回肠膀胱术（即 Camey 术式）由于肠管未去管化且新膀胱不呈球形，容易因肠管蠕动及膀胱内压增高而导致遗尿，现已很少应用，原位可控 Kock 回肠膀胱术的疗效令人满意，但是手术较为复杂，技术要求较高，所需时间较长。原位可控 Stanford 回肠膀胱术以及原位可控 Maryland 回肠膀胱术的手术步骤相对简单，并发症少，尿控功能也较为满意，近来被越来越多的临床医师所选择。原位可控 Mainz 回盲升结肠膀胱术的优点是新膀胱容量大，压力低，出现尿失禁的概率较低。原位可控乙状结肠球形膀胱术则保留了回盲瓣，对患者的消化吸收功能影响不大，原位可控胃膀胱术据报道效果令人满意，减少了电解质紊乱的发生，对于短肠综合征及肾功能不全的患者较为适用，不过手术复杂，创伤大，目前临床资料不多。

## 65. 膀胱肿瘤侵及尿道、前列腺，或者由于存在尿道疾患而不适于原位可控性肠道代膀胱术的患者可考虑选择异位可控性肠代膀胱术

异位可控性肠代膀胱术是指新膀胱并不在原膀胱位置而位于腹腔内，尿液通过间歇自身导尿经原尿道以外的输出道排出，排尿仍具有可控性。对于由于膀胱肿瘤侵及尿道或前列腺，或存在

尿道疾患而不适于原位可控性肠道代膀胱术的患者，可考虑选择异位可控性肠代膀胱术。异位可控性肠道代膀胱术包括异位可控性回盲肠膀胱术、异位可控性回盲肠升结肠膀胱术、异位可控右半结肠横结肠膀胱术、异位可控回肠袖套缩窄回结肠膀胱术、异位可控 Rome 回肠膀胱术、异位可控回肠补片直肠膀胱术、异位可控回肠膀胱术、异位可控横结肠膀胱＋胃管造口术、异位可控胃膀胱术、输尿管及输卵管输出道术等。这些术式主要是在储尿囊的构建方式、尿控以及抗反流的机制上有所不同。总结以上术式，常见的尿控方式包括如下三类：阑尾输出道法、Kock 乳头法、基于回盲部及末段回肠套叠 / 缩窄的方法；研究较多的储尿囊为 Kock、Indianna、Mainze 三种类型。阑尾作为一个盲管可以用于原位或转位后的尿流输出道，通过类似于输尿管结肠吻合的黏膜下隧道机制，可以达到满意的控尿效果，但是如果阑尾缺如或者较短、患者较为肥胖，则不适宜选择阑尾输出道法。Kock 乳头法的尿液可控程度较高，但是存在乳头缺血或者滑脱而导致漏尿的缺点。基于回盲部及末段回肠套叠 / 缩窄的方法效果可靠，临床上应用较多。Kock 储尿囊，又称可控回肠膀胱术，自其 1982 年首次报道以来，唤起了诸多泌尿外科医师探索尿流改道方式的热情。该术式本身也由 Skinner 等不断进行改进，但是并发症以及需要再次手术的概率较高，其地位已经受到其他术式的挑战；Indianna 储尿囊则利用回盲瓣及末段回肠套叠 / 缩窄作为尿控手段，效果较为可靠，获得了很多学者的认可。我中心进行了大量的 Mainze Ⅱ 手术，其近期并发症少，远期疗效佳，生活质量高，尿控机制可靠，可推荐临床推广应用。

## 66. 现在应用最多的非可控肠代膀胱术是回肠膀胱术，效果较好

非可控肠代膀胱术包括直肠膀胱乙状结肠会阴造口术、直肠膀胱乙状结肠腹壁造口术、输尿管结肠及结肠直肠吻合术、Sigma 直肠膀胱术、直肠膀胱尿道成形术、回盲肠膀胱术、横结肠膀胱术、回肠膀胱术、乙状结肠膀胱术、输尿管乙状结肠吻合术等。由肛门括约肌控制排尿的尿流改道，如输尿管乙状结肠吻合术理论上也属于异位可控性肠代膀胱术范畴，这里为了方便起见，可将其列入非可控肠代膀胱术进行讨论。现在应用最多的非可控肠道代膀胱术是回肠膀胱术。回肠膀胱手术操作相对简单，并发症相对较少，且有完整的长期随访资料得以借鉴。缺点是腹壁有可见的瘘口，瘘口需终生护理，且有漏尿的可能，对患者的社交、运动等具有一定负面影响。对于短肠综合征、小肠炎或者小肠激惹的患者，可以考虑各种结肠代膀胱术。输尿管结肠及结肠直肠吻合术（即 Modelski 膀胱术）属于改良的粪尿合流手术，曾在临床上盛行多年，后由于容易发生逆行感染、电解质紊乱、酸碱失衡等并发症而较少应用。输尿管乙状结肠吻合术是最早出现的可控性尿流改道技术，尽管同样存在粪尿合流手术的缺点，但是由于其操作简单，对于不能耐受较大手术的患者也不失为一

种可选的手术方式。各种粪尿分流的直肠膀胱术，如直肠膀胱乙状结肠腹壁造口术，由于粪便从皮肤造口排出，对生活质量有较大影响，现一般仅在少数病例中应用。

除上述使用肠道替代膀胱的尿流改道术之外，还有一种输尿管皮肤造口术。在行根治性膀胱全切术后游离双侧输尿管，将输尿管于双侧腹直肌外侧造口引出，并将其与皮肤进行吻合。该术式操作简单，围术期并发症较少，但远期并发症发生率高，且需终身佩带集尿袋，患者术后生活质量低，适用于年龄较大、身体一般情况较差不能耐受其他术式的患者。

## 参考文献

1. 包军胜，明星，岳中瑾，等. 根治性膀胱全切后改良 Mainz Ⅱ 式膀胱术 96 例临床分析. 临床泌尿外科杂志，2014，29（06）：511-513.

2. 蒲春晓，员海超，李金洪，等. 根治性膀胱切除术后常用尿流改道方式研究进展. 中国修复重建外科杂志，2013，27(4)：492-495.

3. Longo N，Imbimbo C，Fusco F，et al. Complications and quality of life in elderly patients with several comorbidities undergoing cutaneous ureterostomy with single stoma or ileal conduit after radical cystectomy. BJU Int，2016，118(4)：521-526.

4. Aboumarzouk OM，Drewa T，Olejniczak P，et al. Laparoscopic radical cystectomy：neobladder or ileal conduit，debate still goes on. Cent European J Urol，2014，67(1)：9-15.

5. Joung KW，Kong YG，Yoon SH，et al. Comparison of postoperative acute

kidney injury between ileal conduit and neobladder urinary diversions after radical cystectomy：A propensity score matching analysis. Medicine（Baltimore），2016，95(36)：e4838.

6. Nahar B，Koru-Sengul T，Miao F，et al. Comparison of readmission and short-term mortality rates between different types of urinary diversion in patients undergoing radical cystectomy. World J Urol，2018，36(3)：393-399.

（马俊海　范　宁　田俊强　整理）

# 原位膀胱重建的手术进展

　　膀胱癌根治术目前仍是治疗浸润性膀胱癌最有效的方法。膀胱全切后的尿流改道已经从简单地将尿流经过肠管通道转流发展为让患者接近生理性排尿。1979 年 Camey 和 Le Duc 首先提出了将储尿肠段与尿道吻合的可控性原位新膀胱术式，之后很多膀胱癌知名专家如 Hautmann、Skinner、Studer 等提出并改进了多种原位新膀胱术式，该类手术患者术后经尿道正位排尿，自然克服了皮肤造口尿流改道术的固有缺陷。与通道式 Bricker 膀胱和经腹壁控尿的 Kock 膀胱等比较，其临床疗效满意，术后自我形象好，并发症并不高于后两者。对女性患者而言，由于其尿道短，过去认为原位新膀胱术式不能达到控尿的效果，故不对女性患者采用原位新膀胱术式。但随着女性控尿机制功能解剖学的发展，原位新膀胱适应证术正式逐渐推广到女性患者。Hautmann 等统计了 7129 例膀胱癌根治术后的尿流改道方式，其中原位新膀胱占 46.9%。Perimenis、Stude 和 Hautmann 等认为，任何根治性膀胱切除术患者均能行原位新膀胱术，但在手术前要充分考虑到患者疾病分期、全身的状况、意愿以及依从性等。部分学者认为不管肿瘤部位，即使肿瘤位于前列腺，只要术中切片证实切缘为阴性，仍可以行原位回肠膀胱手术。在储尿囊成形重建方面，取材多采用回肠、结肠、胃，乃至空肠，目前的共识是以末段回肠作为储尿囊重建的首选，虽然其术后早期由于黏液分泌较多，研究证实是由于尿液的影响导致肠道黏膜出现相应的改变，但其取材方便，构建的新膀胱压力最低，有助于保护患者肾功能。如选取结肠，其优势在于膀胱初始容量较大，但术中要求游离整个升结肠，手术较为困难，术后回盲瓣丢失可能导致胆汁丢失量过大而出现胆囊结石、高草酸尿、腹泻等并发症，故需要更严格、时间更长的术前肠道准备。而选取部分胃的优势在于胃和膀胱具有极其相似的储尿、排尿功能，胃黏膜不吸收氯离子，术后不会发生高氯性酸中毒，胃分泌的黏液明显少于肠道，不会出现黏液堵塞等情况。但对消化道的创伤和干扰更大、术后更易发生电解质紊乱和酸碱失衡、营养吸收障碍等代谢并发症。通过不同的囊袋成形设计，这些取材均能构建出足够的储尿囊容积。例如，回肠段采用去管化加"U"或"W"成形、结肠段采用去结肠带以及"U"形对叠等，这些设计不仅能获得足够的储尿囊容积外，还可减少或避免因肠道自蠕动引起的肠腔内压增加。但是，哪种储尿囊能更好地自然排空尿液、减少尿失禁，特别是夜间尿失禁，目前尚无定论。

随着腹腔镜技术的不断完善以及腹腔镜设备的更新，泌尿外科医生在利用腹腔镜进行膀胱全切及原位膀胱重建方面进行了积极探索并取得了一些突破。通过腹腔镜完成膀胱癌根治性切除原位新膀胱术已成为泌尿外科微创手术的趋势。近期美国的数据显示，在选择根治性膀胱全切的患者中，微创方法所占比例明显升高，越来越多的患者选择微创手术作为疾病的手术治疗方式。

## 67. 腹腔镜下原位新膀胱重建包括完全腹腔镜术式和腹腔镜加小切口术式两种

目前腹腔镜下原位新膀胱重建的方式主要有两种：①完全腹腔镜术式；②腹腔镜加小切口术式。这两种术式的主要区别在于：是在腹腔镜下腹腔内制作新膀胱并与尿道吻合，还是通过小切口在腹腔外制作新膀胱，再将新膀胱置入盆腔，关闭切口，腹腔镜下新膀胱与尿道吻合。

Gill 等于 2002 年首次报道了完全腹腔镜下原位回肠新膀胱术。国内黄健等于 2005 年报道 4 例完全腹腔镜下原位乙状结肠新膀胱术，术后控尿良好。陈光富等 2012 年报道的 3 例该术式取得了满意的效果。与开放手术相比，腹腔镜下原位新膀胱成形在减少术中出血量方面具有明显优势，不论是在膀胱切除还是在新膀胱尿道吻合方面，腹腔镜手术均可减少术中出血量。Akin 等报道在术中出血量、术后进食时间、术后止痛药用量方面腹腔镜组明显优于开放手术组。造成这种优势的原因一方面是在腹腔镜视野放大作用下可以充分显露膀胱前耻骨后间隙及膀胱后间隙内血管，减少不必要的出血；另外，气腹的压力在减少出血的同时保持了手术视野的清晰，方便手术操作。此外，腹腔镜手术中肠管暴露于外界环境时间明显减少，有助于术后肠道功能的恢复。在减少术后并发症方面，腹腔镜下原位新膀胱重建同样具有优势。腹腔镜手术可通过减少术后止痛药的应用、减少术中肠道的操作而快速恢复术后进食，从而减少术后肠梗阻的发生。另外，腹腔镜组发生感染相关并发症的概率较低，这可能与腹腔镜手术切口小、污染少等因素有关。

但 Haber 等认为，尽管腹腔镜下原位新膀胱重建术的术中出血量较少，其增加的手术时间这一点仍不容忽视。完全体内腹腔镜原位新膀胱成形术会增加术后并发症的发生率，从而增加二次手术的风险，他们认为造成这种结果的原因是在腹腔镜下术者对于肠道组织及血管张力的感知较差从而易增加对血管组织不必要的损伤，另外腹腔镜下新膀胱术较复杂，容易造成腹腔内粪便污染，从而增加手术的并发症发生率。

全腹腔镜下原位新膀胱的技术难度主要在于完全腹腔镜下完成回肠的切取及吻合、新膀胱的成型、新膀胱与输尿管、后尿道的吻合等。因此，手术医生需要具备扎实的解剖知识、较高的腹腔镜操作技术及应对各种并发症的能力。只有经过严格的训练，临床医生才能掌握该项技术，发挥该术式的优点。目前多采用腹腔镜膀胱全切、下腹壁小切口进行重建的原位新膀胱术。

　　腹腔镜辅助下腹壁小切口尿流改道术是指在腹腔镜下完成膀胱根治，然后下腹部做小切口，将肠管提到腹腔外完成储尿囊的构建及输尿管与储尿囊的吻合或输尿管与回肠通道的吻合，将储尿囊放回腹腔，重建气腹，腹腔镜下完成新膀胱与尿道的吻合。近期，有越来越多的研究证实腹腔镜根治性膀胱全切联合小切口新膀胱成形术在手术时间上已可达到与开放手术相当的水平。部分学者认为腹腔镜根治性膀胱全切联合小切口新膀胱成形术在目前更具应用价值，并且随着腹腔镜手术技术的提高及相应手术器械的改进，在经验较为丰富的术者操作下该手术已可逐渐达到与开放手术相当的速度。

　　近年来对控尿结构的研究取得了较大进展，发现尿道横纹括约肌、阴部神经及尿道肌筋膜支持组织对控尿功能的意义，保护这些结构可使原位新膀胱术后尿失禁发生率明显降低。支配尿道横纹括约肌的神经来自阴部神经，在游离前列腺侧面和尖部时，应尽量避免电凝操作，防止阴部神经的损伤。尿道横纹括约肌除了以马蹄形结构环绕尿道前方和侧方外，其还有一束肌纤维走行于阴茎背深静脉复合体中，止于骨盆筋膜，起支撑作用，对控尿功能起较大作用。因此有学者建议离断后将其远心端固定于耻骨联合的软骨膜上。

## 68. 机器人辅助腹腔镜下原位新膀胱重建给术者提供了更为灵活的三维视野，使新膀胱和尿道的吻合变得更加快捷

关于哪一种方法更适合于构建原位新膀胱，目前尚存在争议，近年来国外有较多机器人辅助下完全体内新膀胱重建的报道。机器人辅助腹腔镜技术给术者提供了更为灵活的三维视野，使新膀胱和尿道的吻合变得更加快捷。Beecken 等首次报道机器人辅助腹腔镜根治性膀胱切除手术。Menon 等于同年完成的 14 例机器人辅助腹腔镜下原位新膀胱重建的手术时间已大为缩短。目前，该术式已成为一些国家大型医疗中心的首选术式。Yu 等的研究表明，在术后住院期间并发症、术后死亡率及肠外营养使用等方面，机器人辅助腹腔镜明显优于开放手术。Desai 等所在中心该类手术的平均手术时间为 7.6 小时，术中出血平均为 430ml，平均住院 11 天，肠道并发症的发生率为 1.5%，吻合口狭窄发生率为 3.8%。王东等认为机器人辅助腹腔镜使手术趋于简单化，利于术者术中掌控及把握，具有创伤小、出血少、淋巴结清扫彻底、术后康复快等优点。根据初期的手术操作过程和随访结果，瓦斯里江·瓦哈甫等认为机器人辅助完全腹腔镜下根治性膀胱全切除加尿流改道术在临床上是可行的，但由于昂贵的设备和手术费用，机器人辅助腹腔镜尚未在国内普及，处于发展的初级阶段。

# 69. 单孔腹腔镜原位膀胱重建应用现状和问题

单孔腹腔镜技术仅采用脐部单一套管，在泌尿科领域多应用于肾脏、输尿管等上尿路疾病的治疗，并取得了良好的治疗效果和肿瘤学结果。单孔腹腔镜技术是继传统腹腔镜后的又一个微创理念，其发展有赖于手术器械的改进和术中各种技术的完善。单孔腹腔镜根治性膀胱切除术的手术操作难度极大，手术耗时长，主要由于手术器械和技术不统一，操作过程中腔镜器械间的相互干扰，限制了这一技术的发展。单孔腹腔镜手术相对于传统腹腔镜手术虽然大大增加了技术难度，但也存在出血量少、术后疼痛轻等优势。Kaouk 等于 2010 年首次报道了 3 例单孔腹腔镜根治性膀胱切除术，但其手术时间较长，术中出血较多。国内单孔腹腔镜技术起步较快，与国际水平基本同步。马潞林等成功为 7 例男性患者行单孔腹腔镜根治性膀胱切除术并行原位膀胱重建，获得成功，平均手术时间 210 分钟，平均出血量 300ml。单孔腹腔镜手术在过去的几年中取得了快速的发展，初现创伤小、切口美观等微创优势。随着机器人的引进，目前国际上已有大量机器人辅助下单孔腹腔镜肾癌根治术及前列腺癌根治术的成功报道，相信随着手术器械改进、更多经验的积累和手术技巧的提升，其手术难度大、耗时长的劣势将得到扭转，拥有广阔的临床应用前景。

成功的原位新膀胱能有效解决患者储尿和排尿的功能，但是一定要掌握手术适应证。同时，也要告知患者原位新膀胱术仍不够完善，让患者做好思想上的准备。坚信随着人们对原位新膀胱手术术式不断改良以及更加深入了解新膀胱储尿、排尿以及控尿机制，原位新膀胱则越接近生理性膀胱的功能，将进一步提高患者的生活质量。

## 参考文献

1. 秦超，邵鹏飞，李普，等.完全腹腔镜下根治性膀胱切除原位回肠新膀胱术：附 15 例报告.中华腔镜泌尿外科杂志（电子版），2013，7（1）：5-8.

2. 王久威，权昌益，蔡启亮，等.腹腔镜膀胱根治性切除原位回肠新膀胱术.现代泌尿外科杂志，2012，17（6）：615-617.

3. 陈光富，瓦斯里江·瓦哈甫，马鑫，等.完全腹腔镜下根治性膀胱全切除加原位回肠新膀胱术（3 例报告）.临床泌尿外科杂志，2012，27（8）：601-604.

4. Pastore AL，Palleschi G，Silvestri L，et al. Pure intracorporeal laparoscopic radical cystectomy with orthotopic "U" shaped ileal neobladder. BMC Urol，2014，14:89.

5. Springer C，Mohammed N，Alba S，et al. Laparoscopic radical cystectomy with extracorporeal ileal neobladder for muscle-invasive urothelial carcinoma of the bladder: technique and short-term outcomes. World J Urol，2014，32（2）：407-412.

6. Akin Y，Celik O，Ates M，et al. Evaluation of open and laparoscopic radical cystoprostatectomy combined with orthotopic neobladder: a single-surgeon experience. Urol Int，2013，90（3）：348-353.

7. 马潞林，毕海.腹腔镜膀胱癌根治性切除术及尿流改道的应用进展.中华腔镜泌尿外科杂志（电子版），2012，6（1）：1-3.

8. 陈志文 . 腹腔镜保留性神经的根治性膀胱全切和原位新膀胱重建的手术关键（附光盘）. 现代泌尿外科杂志，2015，20（7）：445-448.

9. 何学伦，王元福，郑德华 . 保留勃起功能全膀胱切除原位新膀胱术的疗效观察 . 贵州省泌尿外科学术会议，2013.

10. Goh AC，Gill IS，Lee DJ，et al. Robotic intracorporeal orthotopic ileal neobladder: replicating open surgical principles. Eur Urol，2012，62（5）：891-901.

11. Tyritzis SI，Hosseini A，Collins J，et al. Oncologic, functional, and complications outcomes of robot-assisted radical cystectomy with totally intracorporeal neobladder diversion. Eur Urol，2013，64（5）：734-741.

12. Yu HY，Hevelone ND，Lipsitz SR，et al. Comparative analysis of outcomes and costs following open radical cystectomy versus robot-assisted laparoscopic radical cystectomy: results from the US Nationwide Inpatient Sample. Eur Urol, 2012, 61（6）：1239-1244.

13. Desai MM，Gill IS，de Castro Abreu AL，et al. Robotic intracorporeal orthotopic neobladder during radical cystectomy in 132 patients. J Urol, 2014, 192（6）：1734-1740.

14. 王东，吴慧敏，刘竞，等 . 机器人辅助腹腔镜膀胱全切除 + 回肠原位新膀胱术的初步临床体会 . 腹腔镜外科杂志，2015，20（1）：68-70.

15. 瓦斯里江·瓦哈甫，马鑫，张旭，等 . 机器人辅助完全腹腔镜下根治性膀胱全切加尿流改道术后短期随访结果（附 10 例报告）. 微创泌尿外科杂志，2014，3（1）：12-16.

（高彦俊　冯　彬　田俊强　整理）

# Mainz II 术在膀胱癌根治重建的应用得到肯定

膀胱全切术后如何改善和替代膀胱的功能，行尿流改道或膀胱重建是提高患者术后生活质量的关键。乙状结肠直肠膀胱术（Mainz II）是 1993 年 Fisch 等在输尿管乙状结肠吻合术的基础上形成的一种可控性尿流改道方法，它利用输尿管乙状结肠吻合术的优点，同时克服由于输尿管吻合口无抗逆流作用及肠管收缩时产生高压力所引起的主要并发症，从而满足了低压可控膀胱大容量的条件。1996 年 Fisch 对输尿管乙状结肠吻合术进行改良形成的乙状结肠直肠膀胱术（Mainz II）是将肠管去管化后以增加储尿囊容量和顺应性，采用肛门括约肌控制排尿的可控性尿流改道术式。

Mainz II 是一种理想的尿路重建方式，相对于原位新膀胱术，Mainz II 新膀胱手术适应证广泛：肿瘤距膀胱颈＜ 2cm；膀胱底部肿瘤发生前列腺浸润；膀胱颈和后尿道活检有肿瘤浸润；前尿道狭窄的患者，只要肛门括约肌功能良好皆可适用。与其他可控新膀胱术相比，Mainz Ⅱ 操作相对简单，手术时间较短，创伤小，术后复发生尿失禁、肠漏等并发症的概率低，即使发生肠瘘，因是低位肠瘘而不影响患者进食，容易自行愈合。

　　Mainz Ⅱ 术前 3 天口服抗生素行肠道准备。采用气管内插管全麻，取仰卧位，头低 15°。脐上缘穿刺点作为腹腔镜通道，左右麦氏点穿刺，各置 10mm trocar；左右髂前上棘上内侧 2～3cm 处穿刺，各置入 5mm trocar，共 4 个穿刺点作为操作通道。$CO_2$ 气腹压力维持在 14～15mmHg。先在髂总动脉分叉处剪开腹膜，找到输尿管向下游离至膀胱，剪开髂血管鞘，行盆腔淋巴结清扫，清除髂外血管、髂内血管及闭孔神经周围的脂肪淋巴组织。男性患者游离输精管及精囊，切开狄氏筋膜，分离狄氏间隙，分离膀胱前间隙，切开两侧盆筋膜反折和耻骨前列腺韧带，缝扎阴茎背深静脉复合体，切断膀胱前列腺侧血管蒂，剪断阴茎背深静脉复合体及尿道，将前列腺及膀胱一并切除。女性患者切断子宫圆韧带、卵巢韧带，沿盆壁向下游离子宫阔韧带。于阔韧带基底部切开腹膜，沿子宫颈两侧游离打开阴道穹隆。切开前腹膜反折，游离膀胱前间隙，切断阴蒂背深静脉复合体，膀胱颈下方 0.5cm 处切断尿道。靠近阴道穹隆处横断阴道，取出标本并封闭残端。于直肠起始端对系膜缘切开直肠约 10cm，对于男性患者，由助手从肛门伸入卵圆钳，将标本经该开口从肛门取出。下腹正中线上做 10～15cm 纵切口。再取末端乙状结肠约 10cm，对系膜缘剖开，切口与直肠切口相连接（图 3）。将所取直肠和乙状结肠从连接处对折，使剖开的肠管呈倒"U"字形折叠，1号丝线做两相邻肠壁后缘浆肌层间断缝合，4～0可吸收线连续全层缝合形成贮尿囊后壁（图4）。将左侧输尿管从骶骨岬上方穿过肠系膜，于贮尿囊乙状结肠段后壁上戳一孔，将左侧输尿管拉入贮尿囊，于肠黏膜下潜行2～3cm以抗反流，再与肠黏膜吻合；于贮尿囊直肠段后壁戳孔，将右侧输尿管拉入贮尿囊，同法与肠黏膜吻合（图5）。双侧输尿管内各放置F8支架管1根，由肛门引出并缝合固定。贮尿囊内放F26Foley1根，水囊注水10ml，最后双层缝合前壁建成Mainz贮尿囊。术后禁食并静脉高营养7～10天，胃肠减压至肠蠕动恢复。肛管引流保留5～7天，双侧输尿管导管保留14天。术后定期随访（3个月、6个月，以后每6个月随访1次），检查血生化的变化。B超监测上尿路变化，必要时做排泄性尿路造影了解输尿管的通畅情况及

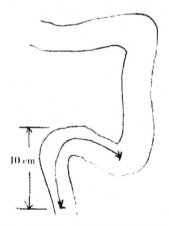

图3 取末端乙状结肠和近段直肠各10cm，于肠管前壁剖开

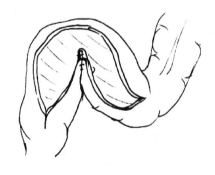

图4 缝合好的乙状结肠－直肠新膀胱后壁

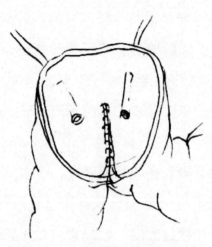

图 5    分别将双侧输尿管植入新膀胱内

抗逆流功能。术后 3 ～ 6 个月做肠袋膀胱功能检查。

目前，腹腔腹腔镜下膀胱全切除下尿路重建术主要有完全腹腔镜手术和腹腔镜联合小切口手术两种方法。腹腔镜下膀胱全切除 Mainz Ⅱ 式膀胱手术与此都不相同，因乙状结肠和直肠为腹膜间位器官，无法拉出至体外缝合，因而在腹腔镜下切除膀胱后，新膀胱的重建通过耻骨联合上方的切口按照传统开放方法完成，简化了操作；而术中切除膀胱后将其自直肠切口从肛门拉出，又减少了腹腔内污染及肿瘤种植播散，我们认为这种方法结合了腹腔镜手术和常规开放手术的优点，是一种治疗浸润性膀胱癌的理想手术方式。

然而，对于膀胱肿瘤侵犯尿道、膀胱颈部肿瘤、三角区肿瘤、多发肿瘤而不能选择行原位膀胱术或不希望佩戴集尿袋的患者来说，改良 Mainz Ⅱ 手术无疑是一种较理想的选择。该手术方式：①可控性好；②容量大，低压力，顺应性好；③逆行感染发生率低；④代谢性酸中毒发生率低；⑤肾功能损害发生率低。⑥改道手术方式简单，容易被术者掌握；⑦手术创伤小、用时短、并发症相对较少、不需要挂尿袋或间断性导尿，患者生活可以自理，利于心理健康，改善生活质量。现有的临床研究表明，改良Mainz Ⅱ式可控尿流改道术操作简单，只需单纯的纵切横缝，可构造一个大容量、低压力膀胱，对肠管扰动小，不破坏其连续性，肠道并发症少，排空满意，且手术适应证相对较广，与历史悠久的Bricker膀胱等相比，术后并发症低，尿控效果好，无须终生佩戴集尿器，降低了经济费用，提高了患者生活质量；相信，经过进一步的改良，改良Mainz Ⅱ术式将成为膀胱全切后尿流改道的重要术式之一，在特定的情况下会替代其他类型的尿流改道。

## 参考文献

1. Djokić JH, Milojević B, Pejčić T, et al. Sigma-rectum pouch（Mainz pouch Ⅱ）. Acta Chir Iugosl，2014，61（1）：29-34.

2. 杨雄. 膀胱全切——改良Mainz Ⅱ尿流改道术180例多中心临床回顾总结. 兰州大学，2014.

3. 包军胜，明星，岳中瑾，等. 根治性膀胱全切后改良Mainz Ⅱ式膀胱术96例临床分析. 临床泌尿外科杂志，2014，29（6）：511-513.

4. 赵永录，段建敏，杨宁强，等. 改良Mainz Ⅱ术式在膀胱全切后尿流改道中的应用. 现代生物医学进展，2015，15（17）：3382-3385.

（马俊海　范　宁　董治春　整理）

# 新辅助化疗在膀胱癌治疗中的价值

膀胱癌根据肿瘤进展程度分为非肌层浸润性膀胱癌和肌层浸润性膀胱癌（muscle invasive bladder cancer，MIBC）。目前MIBC 的标准治疗是根治性膀胱切除术同时行盆腔淋巴结清扫术，但术后 5 年生存率只有27% ～ 67%。尽管近年来外科手术技术有了很大提高，但 MIBC 患者术后总体生存情况却没有得到改善，考虑主要原因可能是患者在接受手术时已经存在微转移灶。所以，为了消除可能存在的微转移灶、改善患者预后，对MIBC 患者在术前进行新辅助化疗尤为重要。

## 70. MIBC 新辅助化疗的意义得到临床肯定

新辅助化疗具有以下优点：①降低肿瘤分期，提高手术切除率并减少手术损伤；②减少手术过程中的肿瘤细胞播散；③清除肿瘤早期微转移灶，提高患者长期生存率，降低复发率；④体内药物敏感试验为之后的药物治疗提供重要参考信息。但新辅助化疗也存在以下缺点：①由于膀胱癌临床分期和病理分期存在不一致性，评价新辅助化疗的疗效比较困难。②推迟了手术时间，对于化疗无反应或者化疗无效的患者来说可能存在延误治疗的风险。

目前国内外多项研究都证实新辅助化疗能够显著提高膀胱癌患者的生存率。Southwest Oncology Group（SWOG）8710 研究结果显示：接受新辅助化疗联合手术的患者与单纯手术患者的中位生存期分别为 77 个月和 46 个月（$P = 0.06$），5 年生存率分别是 57% 和 43%（$P = 0.06$）。新辅助化疗联合手术治疗组患者较单纯手术组患者死亡风险降低 25%（$HR = 1.33$），同时具有更高的 PCR 率（38% $vs.$ 15%，$P < 0.001$）。International Collaboration of Trialists 是一项关于 MIBC 新辅助化疗的多中心研究。研究结果显示：接受新辅助化疗和不接受新辅助化疗组的 5 年 OS 分别是 56% 和 50%，10 年 OS 分别是 36% 和 30%（$HR = 0.84$；$P = 0.037$ 和 $P = 0.03$），并且新辅助化疗后 32.5% 的患者获得了 PCR。而且上述两项研究都表明接受新辅助化疗后出现的严重并发症并不多见，且未增加术后并发症的发生率。国内的多项研究也表明：接受新辅助化疗能提高 MIBC 患者的 5 年 OS 和 5 年无疾病生存率，并降低死亡风险。因此 NCCN 指南 2015 版将 T2 分期以上的膀胱癌患者接受顺铂为主的新辅助化疗作为 1 级证据推荐。

另外，接受根治性膀胱切除术的 MIBC 患者后期生活质量受到严重影响，而且有部分患者自身条件不能耐受根治性膀胱切除术，所以以膀胱部分切除术为基础的综合治疗手段备受推崇，在保留膀胱功能同时达到治愈目的。而新辅助化疗为患者增加了保留膀胱的机会，且通过临床研究证实是对化疗敏感的部分患者进行膀胱部分切除术、保留膀胱功能是可行的。

## 71. 对 MIBC 患者使用新辅助化疗时，应该选择以铂类为基础的联合化疗方案

既往研究发现，以顺铂为基础的联合新辅助化疗对 MIBC 患者总体生存率有很大改善，而使用顺铂的单药化疗并不能提高 MIBC 患者的生存率。因此对 MIBC 患者使用新辅助化疗时，应该选择以铂类为基础的联合化疗方案。

20 世纪 80 年代开始联合使用甲氨蝶呤、长春新碱、阿霉素和顺铂即 MVAC 方案对膀胱癌患者进行新辅助化疗；90 年代如吉西他滨、紫杉醇等新一代细胞毒药物开始用于膀胱癌化疗。目前具有代表性的是 MVAC（甲氨蝶呤、长春碱、阿霉素、顺铂）和 GC（吉西他滨和顺铂）两种方案。除了传统 MVAC 方案外，剂量密集 MVAC 方案具有更佳的耐受性。一项多中心前瞻性 II 期临床研究显示剂量密集型 MVAC 方案安全性更优、至手术时间更短，而获得病理 CR 率类似。多项临床研究都表明 GC 方案与 MVAC 方案在总生存率、中位无进展生存期等方面均相近，所以新辅助化疗方案推荐剂量密集 MVAC 方案或 GC 方案

治疗 3 ～ 4 周期。但 GC 方案的不良反应及相关病死率显著低于 MVAC 方案，具有更好的安全性和耐受性。所以目前 GC 方案已逐渐取代 MVAC 成为常用的一线治疗方案。

紫杉醇通过促进微管蛋白聚集，抑制细胞有丝分裂，从而发挥抗肿瘤作用；而白蛋白结合型紫杉醇可以增加肿瘤细胞内药物浓度，增强抗肿瘤疗效。经过多项临床研究，也已证实含紫杉醇的新辅助化疗方案是 MIBC 有效化疗方案，但仍需进一步临床研究确定最优方案。卡铂作为第二代铂类，其肾毒性明显小于顺铂，如不能使用顺铂者，可采用含卡铂或紫杉醇类的化疗方案，但是目前缺乏随机对照的研究来支持卡铂在新辅助化疗中的使用。而 NCCN 指南不建议将卡铂作为顺铂的替代用药用于新辅助化疗中，这样的患者不推荐进行新辅助化疗。

近些年，新辅助化疗的给药方式也有了新的变化，经髂内动脉灌注化疗已得到大量临床试验的支持。其具有以下优势：①经髂内动脉灌注化疗后可以明显提高局部组织药物浓度，使肿瘤病灶处化疗药物浓度明显升高，作用时间延长；可以有效地达到杀灭肿瘤组织细胞，破坏肿瘤新生血管的目的，同时对膀胱黏膜、黏膜下、肌层及膀胱周围组织及其可能受累的淋巴结及小静脉均有作用；②肿瘤细胞对化疗药物的反应取决于初始剂量，反复小剂量给药易导致耐药，经动脉灌注化疗初始剂量较大可以明显降低耐药的发生率；③有效缩小肿瘤体积，降低肿瘤分期，提高膀胱保留率，降低术后复发、转移，从而提高患者生存质量；④与全身化疗相比，其全身毒副反应轻。但对于髂内动脉灌注新辅助化疗的适应证等方面仍需要临床研究进一步确定。

尽管新辅助化疗对 MIBC 患者疗效肯定，但其应用现状却不乐观。根据美国国家癌症数据库数据：在 1998—2003 年诊断为膀胱癌的患者中大约有 11.6% 的患者接受了围手术期的化疗，其中 10.4% 的患者接受了辅助化疗，只有 1.2% 的患者接受新辅助化疗。在 2003—2007 年被诊断为 MIBC 的患者中，接受化疗的患者从 2003 年的 27% 增加到 2007 年的 34.5%。对于 MIBC 患者，新辅助化疗在治疗中使用有限。所以在今后的临床治疗中，我们应当逐步改进新辅助化疗方法，寻找合适的分子标志物以识别化疗敏感患者，同时改进化疗方案和改良用药途径及用药剂量，提高患者化疗的应答率，降低毒副反应，更有效地改善患者预后，提高新辅助化疗在 MIBC 患者中的应用率。

## 参考文献

1. 王春杨，王忠新，符伟军 . 肌层浸润性膀胱癌的新辅助化疗 . 微创泌尿外科杂志，2015，4（3）：189-192.

2. Witjes JA，Comperat E，Cowan NC，et al. EAU Guidelines on Muscle-invasive and Metastatic bladder cancer: summary of the 2013 guidelines.Eur Urol, 2014, 65（4）: 778-792.

3. Bellmunt J，Von Der Maase H，Mead GM，et al. Randomized phase Ⅲ study comparing paclitaxel/cisplatin/gemcitabine and gemcitabine/cisplatin in patients

with locally advanced or metastatic urothelial cancer without prior systemic therapy: EORTC intergroup study 30987.J Clin Oncol, 2012, 30 (10)：1107-1113.

4. Grivas PD, Hussain M, Hafez K, et al.A phase II trial of neoadjuvant nab-paclitaxel, carboplatin, and gemcitabine (ACaG) in Patients with locally advanced carcinoma of the Bladder.Urology, 2013, 82 (1)：111-117.

5. Pouessel D, Mongiat-Artus P, Culine S. Neoadjuvant chemotherapy in muscle-invasive bladder cancer: ready for prime time?Crit Rev Oncol Hematol, 2013, 85 (3)：288-294.

6. Chen J, Yao Z, Qiu S, et al. Comparing intra-arterial chemotherapy combined with intravescial chemotherapy versus intravesical chemotherapy alone:a randomised prospective pilot study for T1G3 bladder transitional cell carcinoma after bladder-preserving surgery. Cardiovasc Intervent Radiol, 2013, 36 (6)：1521-1526.

7. Azuma H, Inamoto T, Takahara K, Qiu S, et al. Neoadjuvant and adjuvant chemotherapy for locally advanced bladder carcinoma: development of novel bladder preservation approach, Osaka Medical College regimen. Int J Urol, 2012, 19 (1)：26-38.

（裴霞霞 范 宁 整理）

# 膀胱癌根治术的手术并发症

根治性膀胱全切尿流改道术手术较复杂、手术创伤大、手术持续时间长、手术患者年龄较高，可能带来多种多样的早期或远期并发症。尽管改良手术技巧、加强术前准备和提高围手术期护理，术后患者出现并发症的问题仍然较显著，膀胱癌膀胱全切患者围手术期死亡率虽然控制在患者和医生可接受范围内，但仍不时有发生。国外报道的膀胱癌膀胱全切尿流改道术后早期并发症发生率为 20.0% ～ 60.4%，并发症严重程度差异也较大。而国内在这一方面尚缺乏大样本、系统的统计分析资料。

手术的并发症一般分为两大类：①与手术操作相关的并发症：术中出血、术后肠代膀胱漏、肠尿道吻合口漏、肠吻合口漏、输尿管反流和肾功能损害等；②与肠代膀胱相关的并发症：高氯血症、代谢性酸中毒、维生素 $B_{12}$ 的吸收不良、新膀胱结石、尿道残端癌、新膀胱输尿管反流、吻合口狭窄。根据手术并发症出现的时间，一般以 3 个月为界，分成早期和晚期并发症。

## 72. 手术早期并发症

（1）出血和输血

在根治性膀胱切除术中急性出血是很常见的，预测出血量和输血量是比较困难的，因此术前一般都需做好输血准备。术中大部分出血发生于膀胱脉管系统和膀胱残端，如阴茎背静脉丛和膀胱前列腺外侧静脉丛的处理不当或误伤。一项前瞻性的随机临床试验表明，通过使用吻合器代替传统的缝合结扎来切除膀胱，70例患者的估计失血量（523ml *vs.* 756ml）和输血量显著减少。手术期间仔细的操作很重要，精确的止血技术能减少失血量。患者的选择以及硬膜外麻醉和全身麻醉的联合运用可能降低输血率，但是需要大规模的临床研究来证实。防治措施主要包括：术中仔细精确地分离操作；使用外科止血装置，例如双极电凝、超声刀、吻合器；使用氧化纤维素或可吸收的明胶海绵；使用黏附性的生物组织胶；保证有效血容量伴或不伴血液稀释；如果患者血红蛋白的浓度位于 7～8g/dl 或出现临床缺血症状，应进行输血。

（2）尿失禁

术后早期由于肠代新膀胱感觉运动功能均较正常膀胱差，以及下腹部切口疼痛，患者不能完全适应新的排尿方式，术后存在一定程度的尿失禁，尤以夜间发生为多。尿失禁的发生主要由术后排尿与控尿机制的失调引起。正常的排尿过程是通过膀胱及尿道的协调运动完成的，不仅需要功能结构完整的膀胱和尿道，还需要健全的神经支配、盆底结构以及盆底组织器官的协调。健全的控尿功能主要取决于完整的尿道括约肌结构功能、正常的尿道长度和膀胱尿道角，以及丰富的尿道黏膜组织。

尿失禁主要以术中预防为主。Walsh 报道的耻骨后前列腺癌根治术中，保留前列腺两侧的神经血管束和前列腺尖部尿道周围的尿道横纹肌括约肌，术后完全控尿达到 92%，仅 8% 发生轻度压力性尿失禁。预防措施包括：术中仔细解剖分离，减少出血，提供良好的手术视野避免损伤控尿神经和尿道括约肌；保留神经血管束和尿道横纹肌括约肌利于术后的控尿；保留部分前列腺包膜及耻骨前列腺韧带，保留了尿道的悬吊和膀胱尿道后角，同样有助于防止尿失禁。女性控尿机制主要是尿道中段的由尿道平滑肌横纹肌、尿道嵴及尿道黏膜层组成的尿道括约肌系统，尿道中段约占全尿道的 80%。女性尿道受盆丛自主神经纤维和阴部神经的躯体神经纤维的双重支配。Hautmann 认为女性全膀胱切除术中切除 1cm 的近端尿道或整个尿道长度的近端 1/5，能够保留足够的尿道内外括约肌，术后也不会发生控尿过度。因此对于女性术后尿控，应紧贴膀胱颈部进行分离，切除尿道不超过 1cm，可有效保留女性的括约肌系统和自主神经。

尿失禁治疗主要以功能锻炼为主，通过改善患者一般情况，练习腹压排尿，加强提肛肌收缩训练，进行新膀胱储尿排尿的功能训练恢复新膀胱的感觉，尿失禁一般会逐渐好转。夜间尿失禁者，嘱其睡前少饮水，睡前主动排空膀胱和闹钟定时唤醒排尿，一般无须佩戴接尿器。也有报道说尿失禁严重者可在尿道球部周围植入人工括约肌，或后尿道注射聚四氟乙烯进行治疗，疗效有待进一步观察。

（3）尿漏与尿瘘

尿漏是手术后多见的并发症，尿漏有新膀胱漏、新膀胱尿道吻合口漏、新膀胱输尿管吻合口漏，其中以新膀胱尿道吻合口漏多见。尿漏的发生与以下几点有关：新膀胱重建过程中的吻合技术、尿液的排出受阻、患者的年龄、营养状况、尿路感染、医源性损伤、是否并发其他的基础性疾病等。持续通畅引流尿液在手术后 3 周尤其重要，冲洗新膀胱黏液可以避免尿管堵塞。一般来说，患者术后 3 天时，黏液产生开始增多，到 7 天时有一高峰，可能与肠黏膜经术中处理后，黏膜反应性功能增强相关。可针对黏液分泌规律，有针对性地冲洗尿管，以保持通畅引流，预防尿漏。发生尿漏后应充分引流漏出之尿液，保持尿管及各引流管通畅，加强抗感染治疗、营养支持、保守治疗后多能愈合。部分患者保守治疗不见好转，漏尿处经久不愈可形成尿瘘。

尿瘘因尿流改道的方式不同存在差异，常见新膀胱皮肤瘘、新膀胱阴道瘘、新膀胱直肠瘘。尿瘘形成后，经过保守治疗观察 3 个月，待手术区水肿消退，患者全身情况好转后再行二次手术修补。尿瘘处理较棘手，往往需要再次手术。

（4）黏液分泌过多

黏液性尿潴留的发生率虽然较低，但能导致新膀胱的破裂、愈合欠佳、新膀胱瘘、新膀胱内结石的形成，很多需要手术处理，其后果很严重，对患者的生活质量影响很大。回肠相对于其他肠道而言，其分泌的黏液较多，时间较长，因此如何预防和减少黏液的分泌及黏液形成后的处理显得非常重要。所截取肠道的处理是其中一个重要的方面，目前报道主要有无水乙醇、高浓度的活力碘、甲醛及硝酸银等。国外学者采用 1%N - 乙酰半胱氨酸和尿素能达到良好的溶解效果。碱化尿液一定程度上可预防黏液团块形成，但是如果大的黏液团块一旦形成，药物的处理是起不到任何效果的，最好的办法是采用镜鞘冲吸。

（5）肠梗阻

全膀胱切除术后肠梗阻发生率较高，国外报道为 7% ～ 23%，肠梗阻发生与交感神经、副交感神经及肠内在神经功能紊乱有关。输尿管皮肤造口术若肠管未干预，仍有肠梗阻发生，肠梗阻与是否行肠道手术无关。术前肠道准备的类型、术前术后禁食的时间、术中术后的镇痛、长时间的放置胃管都是影响肠梗阻的明确因素。

肠梗阻的防治措施包括：术中尽量减少对肠管的机械刺激，操作轻柔，减少肠管暴露时间；可应用防粘连生物制剂；术后减少麻醉止痛药用量，预防低蛋白血症；预防低钾、低钠及低血镁；术后嘱患者咀嚼锻炼可促进胃肠道激素的释放，使肠管机械蠕动。临床上常见不完全性肠梗阻，且多是麻痹性肠梗阻。应用静脉营养、胃肠持续减压、白蛋白、通便及中药方剂多可治愈。

为避免肠管水肿，术前不机械灌肠，顺行磷酸钠盐溶液口服肠道准备。若肠梗阻持续不缓解，应考虑机械性肠梗阻或内疝可能，需手术行肠粘连松解。

（6）肠吻合口漏

肠吻合口漏是术后严重的并发症，主要与术中肠道的吻合技术和肠管的血供受影响相关。发生肠瘘后患者住院时间明显延长，经济负担加重，身心均受到影响。因此，减少肠瘘并发症的发生是全膀胱切除术特别需要重视的。术前应重视肠道准备，可选择磷酸钠盐口服顺行肠道准备，效果较好。术中尤其注意吻合口血供，若血供不良，需要切除缺血肠管重新吻合。吻合缝合技术也是预防肠瘘的关键因素。术后营养支持，预防低蛋白血症是预防肠瘘的必要措施。若发生肠瘘，充分引流是治疗的原则。另外，全胃肠外营养及鼻胃管减压是必不可少的，一般 4～6 周可愈合。若肠瘘持续不愈合，需要行手术修补。建议手术在肠瘘后3 或 4 个月进行。

（7）切口感染或裂开

切口感染是常见并发症。导致切口感染裂开的重要因素包括年龄 > 65 岁，糖尿病史，肺部疾病，血流动力学的不稳定和切口上的造瘘口等。研究发现尿瘘、肠瘘患者切口感染率近100%。因此控制尿瘘、肠瘘可控制切口感染发生率。术前及术中应用抗生素可减少切口感染。切口感染后易导致切口裂开，需行全麻后重新缝合。

（8）肺部感染

术后肺部感染多发生于高龄或伴有慢性基础呼吸系统疾病患者中，如慢性支气管炎、慢性阻塞性肺病等。另外，术后较长时间卧床致排痰及呼吸道分泌物不畅，也是诱发肺部感染的一个重要因素。围手术期鼓励患者停止吸烟，加强肺功能锻炼，运用强制性的肺功能物理疗法有助于减少腹部手术后肺部感染的发生率。治疗以通畅呼吸道和加强抗感染治疗为主，转归良好。

（9）深静脉血栓和肺栓塞

深静脉血栓形成是需要预防的重要并发症，可导致严重后果，如肺栓死、脑栓塞等，甚至死亡。因盆腔淋巴结清扫时髂静脉可能受损伤，术后卧床时间较长，深静脉血栓形成可能性增加。因此预防要从术前开始，术前 12 小时应用低分子肝素至术后 1 个月。术中应用间歇充气装置及压力梯度长袜。术后早期下床活动，少用止血药物。若发生深静脉血栓，应用低分子肝素抗凝，口服华法林治疗，必要时放置下腔静脉滤网。

（10）其他内科并发症

术后内科方面的并发症主要包括应激性溃疡（上消化道出血）和心肌梗死。应激性溃疡泛指机体在严重创伤、大手术及急性疾病情况下继发的胃十二指肠黏膜产生的急性溃疡和糜烂。临床主要表现为柏油样黑便和呕血，在全切患者中，前者发生较多见。主要采用胃肠持续减压及以洛赛克（奥美拉唑）为代表的抑酸保守治疗，预后效果好。

术后并发心肌梗死患者术前多伴有原发性心脏疾病，术前可行心电图、超声心动图评估。治疗上可转入心内科行内科溶栓治疗和导管介入治疗。

## 73. 手术晚期并发症

（1）新膀胱输尿管反流、吻合口狭窄

新膀胱输尿管反流的危害主要是导致肾脏积水、肾功能损害和泌尿系感染。多数学者认为去管化重构形成的新膀胱内压低、肠蠕动引起的高压波得以衰减，加之各种抗反流的输尿管新膀胱吻合方法的应用，可以有效地防止尿液反流，使新膀胱可以较好地保护上尿路的功能。关于输尿管和新膀胱吻合时是否需要抗反流措施，学者们尚存在争议。

输尿管新膀胱吻合口狭窄发生率与吻合时采用抗反流技术有关，此外还与输尿管与新膀胱吻合时张力过高、输尿管血供差有关。有报道采用 LeDuc 法抗反流后，吻合口狭窄发生率为9.5%，而直接吻合法狭窄发生率为1%，他不主张采用抗反流吻合。支持这种观点的学者认为，原位新膀胱患者手术后利用腹压排尿，此压力在作用于新膀胱的同时也均匀作用于输尿管和肾脏，膀胱内压力并不比输尿管肾脏压力高，而且制作新膀胱往往为高容量、低内压，如再行抗反流吻合可增加手术复杂性并使狭窄发生率增高。

术后早期的肾盂输尿管轻度扩张与手术中游离输尿管影响其

神经血管支配而导致输尿管新膀胱吻合部位水肿，瘢痕组织增生等因素有关。大多在术后 3 个月至半年自行恢复，处理上不必过于积极。输尿管新膀胱吻合口狭窄轻者可采用保守治疗，必要时在腔镜下微创治疗，严重者需二次开放手术。

（2）新膀胱结石

新膀胱内黏液积存、尿液滞留、缝线等异物刺激和尿路感染是新膀胱内结石形成的主要原因。因此，规律、充分的新膀胱冲洗对预防结石的形成有重要作用。糖尿病、尿路感染、尿路梗阻为软结石的易感因素。泌尿系软结石多发生于肾盂，膀胱软结石罕见，且多为圆形或椭圆形。目前为止膀胱附壁软结石和新膀胱软结石均未见报道。新膀胱结石可采用经尿道气压弹道碎石或钬激光碎石取出，但是附壁结石很难处理，且有造成输尿管梗阻肾功能不全的可能，所以预防显得更为重要。采用 5%NaHCO$_3$ 溶液冲洗膀胱，每月一次，冲洗后口服抗菌药物 2 天，预防尿路感染的发生，效果良好。

（3）新膀胱尿潴留与破裂

回肠新膀胱感觉运动功能均较正常差，因此重建术后一定数量的患者将不能完全排空膀胱，导致剩余尿量增多，形成慢性尿潴留。膀胱残余尿量增多，感觉迟钝，导致膀胱过度充盈，术后可能发生新膀胱破裂。患者的教育程度、年龄、腹部肌肉的力量、利用腹压排尿的能力、过多黏液的形成、新膀胱的失代偿以及新膀胱尿道吻合口近端的角度都是影响排空的重要因素。术中于回肠新膀胱最低位吻合尿道内口，将回肠新膀胱前壁固定于腹直肌，均能减少术后尿潴留的发生。术后指导患者利用腹压排尿，减少黏液的形成与聚集，预防感染，有效地排空膀胱能减少尿潴留的发生。残余尿量较多的患者可行间歇性的自我导尿或使用导尿管引流。

乙状结肠原位新膀胱尿潴留主要为新膀胱尿道吻合口狭窄所致。为预防出现此类情况，术中应注意在乙状结肠新膀胱最低正中位置做吻合开口，直径约1cm为宜，不宜过小。如发生吻合口狭窄，可采用经尿道内切开处理。术后新膀胱内黏液淤滞、新膀胱结石、肿瘤的发生也可造成尿潴留。

（4）反复泌尿道感染（UTI）

尿流改道的患者当中，经常发现尿培养阳性，但是没有转变成有症状的感染。然而，有症状的泌尿道感染（包括肾盂肾炎）可能发生在1/4的患者中。有症状的UTI必须快速地运用合适的抗生素。由于新膀胱炎是软组织感染，几乎唯一地发生于最初的几个月，很少发生于成熟的新膀胱。与输尿管梗阻或反流无关的复发的有症状的UTI，需要行影像学检查是否存在差的排空和下尿路梗阻。预防性的抗生素仅仅推荐给复发有症状的UTI应用，尿培养阳性，缺乏特征性感染症状者不提倡使用。防治措施包括：定期行影像学检查排除尿路梗阻；利用腹压良好的排空膀胱减少尿潴留；对有症状的患者早期尿液培养和抗感染治疗，同时避免过度治疗导致耐药菌的产生。

（5）性功能障碍

随着全膀胱切除术和原位可控新膀胱的不断发展，患者术后对生活质量的要求提高，尤其是具有较长无瘤生存时间的男性年轻患者。Walsh 保留勃起神经已在全膀胱切除术中广泛应用，能改善术后男性勃起功能。国内叶敏等报道采用保留前列腺远端包膜的全膀胱切除术，能有效保留神经和括约肌功能，提高了术后的控尿和勃起能力，术后勃起功能恢复达 74%。减少性功能障碍的关键是避免损伤阴部动脉和神经血管束。

（6）疝形成

疝形成是术后较为常见的并发症，主要与患者长期腹压排尿相关。另外，患者的年龄、营养状况、排尿习惯也影响疝的形成。疝可分为腹股沟斜疝、腹股沟直疝和切口疝三类，全膀胱切除术后主要以直疝多见。原位新膀胱的运动功能较正常为差，术后需要利用腹压排尿，因此疝主要以预防为主。术后指导患者正确的利用腹压排尿，同时保护腹部，可有效预防疝的形成。疝症状轻微者以保守治疗为主，症状严重需手术修补。

（7）代谢紊乱

回肠代膀胱术代谢紊乱主要涉及重吸收和维生素的缺乏。存在基础肾疾病的患者发生代谢性酸中毒的可能性更大。回肠最常见的代谢紊乱是高血氯性代谢性酸中毒，很少发生全身的钾缺乏。目前最常见的症状是疲劳，厌食，腹泻。术后口服小苏打片可预防代谢性酸中毒的发生。吸收不良导致的维生素 $B_{12}$ 缺乏是一个相对常见的问题，保留回肠末端能预防维生素 $B_{12}$ 的缺乏，同时在症状出现之前应口服或胃肠外补充。术后检测 pH、碳酸氢盐、电解质，及时补充电解质纠正脱水；保证膀胱有效的排空，减少对化学物质的吸收，能减少代谢紊乱的发生。

乙状结肠代膀胱术亦可出现代谢性酸中毒，新膀胱术后由于肠黏液的吸收，可呈现相应的代谢紊乱问题。对代谢性酸中毒的原因多数学者认为主要与 $NH4^+$ 和 $Cl^-$ 在新膀胱中重吸收及 $HCO_3^-$ 的尿内丢失有关。酸中毒发生还与新膀胱和尿液的接触时间、所使用的肠管长度、新膀胱的排空能力有关。

（8）肿瘤复发

肿瘤的复发包括尿道和盆腔复发。各种新膀胱尿道残端癌复发率为 0.7% ~ 5.5%，明显低于异位尿流改道后尿道残端癌复发率的 10%。目前的观点认为这与肠黏膜分泌的黏蛋白的抑癌作用有关。尽管如此，术前充分筛选病例及严格掌握手术适应证，对减少尿道残端癌的发生率更为重要，浸润性膀胱癌侵犯三角区及后尿道者，膀胱腺癌、鳞癌患者不宜行原位新膀胱术。术中远端尿道冰冻病理检查阴性为施行新膀胱术的必要条件。术后随访中我们主张术后每半年进行膀胱尿道镜检查，做到早期发现、早期治疗。

盆腔肿瘤复发主要与肿瘤的病理类型及分期分级相关。首先，术中应进行规范盆腔淋巴结清扫，术后早期化学治疗可能对肿瘤复发有一定预防作用。对高级别膀胱癌术后行化疗可能起一定的预防作用。盆腔局限性的肿瘤复发可以再次手术，范围广或远处转移者以放化疗为主。

## 参考文献

1. Tang K，Li H，Xia D，et al.Laparoscopic versus open radical cystectomy in bladder cancer：a systematic review and meta-analysis of comparative studies.PLoS One，2014，9(5)：e95667.

2. Fonseka T，Ahmed K，Froghi S，et al.Comparing robotic, laparoscopic and open cystectomy：a systematic review and meta-analysis.Arch Ital Urol Androl，2015，87(1)：41-48.

3. Hounsome LS，Verne J，McGrath JS，et al.Trends in operative caseload and mortality rates after radical cystectomy for bladder cancer in England for 1998-2010. Eur Urol，2015，67 (6)：1056-1062.

4. Khan MS，Gan C，Ahmed K，et al.A Single-centre Early Phase Randomised Controlled Three-arm Trial of Open，Robotic，and Laparoscopic Radical Cystectomy(CORAL).Eur Urol，2016，69 (4) ：613-621.

5. Lauridsen SV，Tønnesen H，Jensen BT，et al.Complications and health-related quality of life after robot-assisted versus open radical cystectomy：a systematic review and meta-analysis of four RCTs.Syst Rev，2017，6：150.

（桂惠明　冯　彬　整理）

# 经膀胱灌注生物治疗膀胱癌的进展

## 74. 免疫刺激治疗的最佳疗程和最佳剂量尚无定论

卡介苗（BCG）是牛型结核杆菌的减毒珠，作为免疫佐剂，以诱导机体局部产生免疫反应，形成抑瘤或杀瘤效应。自Morales 等首次应用 BCG 灌注膀胱治疗膀胱癌以来，大量试验印证了 BCG 在治疗 NMIBC 方面的良好效果，BCG 不仅能预防膀胱癌的复发，还能显著降低中、高危肿瘤进展的风险，尤其适合于高危 NMIBC 和膀胱原位癌的治疗。

BCG 治疗膀胱肿瘤的确切机制尚未完全阐明，目前人们普遍认为 BCG 灌注是通过引发膀胱局部非特异性免疫应答而起效的，而且更依赖于机体健全的免疫系统的激活。研究发现 BCG 在去除胸腺的大鼠体内不能起到抗肿瘤作用。膀胱灌注后 BCG 首先与基底膜的纤维连接蛋白功能亚基上相应受体识别，介导黏附于尿路上皮细胞、肿瘤细胞、树突状细胞及巨噬细胞等，后者对其吞噬降解并进行抗原提呈。通过 BCG 的免疫原性激发局部的免疫应答，调动各种 T 细胞、巨噬细胞及 NK 细胞的募集，攻击表达 BCG 抗原的肿瘤细胞。BCG 的抗肿瘤过程主要表现为细胞免疫应答，通过 T 淋巴细胞的级联放大协同模式，激活多种效应细胞及促炎因子的活化，体液免疫虽也参与其中，但作用时间短，通常认为其作用次要。早期感染 BCG 后，膀胱上皮细胞和巨噬细胞产生的 TNF、IL-1 等细胞因子诱导 T 细胞活化和增殖，CD4$^+$T 细胞通过释放 IL-2 和 IFN-γ，激活 CD8$^+$T 细胞、NK 细胞及淋巴因子激活的杀伤细胞等，并以旁分泌方式协同细胞毒性 T 淋巴细胞 CTL 的成熟。活化的 Th1 细胞和巨噬细胞在肿瘤部位聚集，Th1 细胞分泌 IL-1 和 IFN-γ 强化 CTL 效应。巨噬细胞分泌的 TNF 可抑制血管的增生和肿瘤细胞的增殖，同时细胞因子释放的肿瘤坏死因子相关凋亡诱导配体 TRAIL，也是 BCG 刺激后产生的特有免疫反应。此外，BCG 还可通过主要组织相容性复合体 MHC 分子和细胞间黏附分子 ICAM-1 诱导改变肿瘤细胞的表现型，可能是克服膀胱灌注后肿瘤细胞产生的免疫逃逸结果。

尽管 BCG 灌注治疗已被广泛应用于临床，但目前对于治疗的最佳疗程和最佳剂量仍尚无定论，其严重的不良反应也限制了 BCG 的应用。研究发现近 20% 的患者会出现膀胱刺激征、血尿、流感症状、发热等局部或全身不良反应，40% ～ 50% 的 T1 期患者灌注 BCG 后无效果或出现肿瘤复发，而大量应用 BCG 灌注又增加残余癌细胞突变的风险。因此有学者试图通过改造

BCG 的结构，在保留 BCG 基本功能的前提下，以减轻不良反应，产生的衍生物有卡提素（卡介苗菌体的热酚乙醇提取物）、卡介苗细胞壁骨架、卡介苗多糖核酸等，同样，BCG 疗效也相应下降。或是利用基因工程技术重组 BCG 疫苗，但改造的 BCG 疫苗的免疫原性及其引发的免疫应答过程是否受到影响，还有待进一步的临床研究。

## 75. 细胞因子多被用来和卡介苗联合应用以改善单独治疗的效率

细胞因子是具有生物活性的小分子蛋白，通过调节细胞信号转导通路发挥重要作用。在肿瘤的发生发展过程中，细胞因子促进或抑制肿瘤细胞的增殖、分化、迁移、凋亡等过程，也与免疫细胞共同参与机体的抗肿瘤反应。IFN、IL-2 和 TNF 等细胞因子在肿瘤治疗的临床研究中显示了良好的前景，已被批准用于肿瘤的临床治疗。

在膀胱癌免疫治疗的过程中发现，IFN-γ、IL-2、IL-6、IL-12 和 TNF-α 等细胞因子与抗肿瘤效果密切相关，他们的活化才能达到有效的抗肿瘤目的。IFN 具有抗病毒、抗肿瘤及免疫调节等多重生物功能，影响癌基因的表达、血管形成、肿瘤细胞的分化和增殖等，增强 MHC 类分子在肿瘤细胞上的表达，有较强的肿瘤杀伤作用。研究发现，膀胱肿瘤细胞表面的 IFN 受体，其密度与肿瘤的分级呈正相关性。IL-2 和 TNF 是 Th1 型免疫反应抵抗肿瘤细胞所必需的细胞因子，IL-2 能够促进 T 淋巴细胞增殖，诱导和增强 NK 细胞的活性，促进 B 淋巴细胞的分化。IL-6 与膀胱癌的预后有关，抑制 IL-6 的释放能够延缓膀胱癌的发展。LEE 等发现 TNF-α 通过刺激基质金属蛋白酶 9（MMP-9）的分泌，促进肿瘤侵袭和转移，且 MMP-9 在侵袭性膀胱癌组织中的活性相比正常人增加了 17 倍。然而，实际的抗肿瘤效果与肿瘤本身的大小、数量、进程以及灌注药物的剂量、效率有关，细胞因子合成过程中转录修饰缺乏，作用效率不稳定，且易被机体清除，通常需增加灌注剂量和次数使膀胱局部达到有效的药物浓度。这不仅提高了细胞因子免疫治疗的成本，也导致较严重的不良反应出现。并且对于 NMIBC 患者，BCG 灌注治疗具有更多的优势，因此细胞因子多被用来和 BCG 联合应用，改善单独治疗的效率。

## 76. 选择合适的肿瘤特异性靶点，将会极大地推动肿瘤疫苗研究向临床应用的转变

肿瘤细胞通过改变细胞表型，下调细胞表面具有免疫原性抗原的表达，从而形成免疫逃逸。肿瘤疫苗是将肿瘤抗原接种在肿瘤患者体内，激活免疫系统，致敏的免疫细胞识别肿瘤抗原，并形成肿瘤杀伤效应，以获得主动免疫反应，远期尚有免疫监视作用，预防癌变或复发。膀胱肿瘤相关抗原有膀胱肿瘤抗原（BTA）、细胞核基质蛋白（NMP）以及癌症 - 睾丸抗原（cancertestisantigen，CTA）等，其中 CTA 在多种肿瘤组织中表达，研究较为广泛，其家族中的 NY-ESO-1、LAGE-1、Her2 被认为是最有潜力的肿瘤相关抗原，具有良好的应用前景。

Sharma 等首次将 NY-ESO-1 疫苗应用于尿路上皮癌的患者，结果显示可诱发 NY-ESO-1 特异性的抗体和（或）T 淋巴细胞免疫应答。有研究利用 DC 细胞高表达 I 类和 II 类 MHC 分子的特点，用表达黑色素瘤抗原 MAGE-3 的 DC 细胞进行免疫治疗，可激活特异性杀伤 T 细胞，在 MAGE-3 阳性的膀胱癌患者中，应用 DC 细胞荷载 MAGE-3 的疫苗治疗，结果表明淋巴结和肝脏转移灶明显缩小。Komohara 等选用了 3 种膀胱肿瘤特异表达蛋白，包括 SART3、MRP3 和 EZH2，用以刺激患者外周血中 T 细胞毒性细胞的增殖，结果显示患者体内抗肿瘤的淋巴细胞数量显著上升，且患者未出现明显不适症状。然而，NY-ESO-1、MAGE-A4 以及其他靶点制成的疫苗诱导机体产生抗体、活化 $CD4^+$ 和 $CD8^+$T 淋巴细胞以及记忆细胞的具体机制仍需进一步研究阐明。选择合适的肿瘤特异性靶点，将会极大地推动肿瘤疫苗研究向临床应用的转变。

## 77. 双特异性或多特异性抗体可更好地行使效应分子的功能，以治疗膀胱癌

抗体治疗是应用单克隆杂交瘤技术制备针对肿瘤特异性抗原的单抗，具有极高的选择性，除直接作为药物使用外，也可以

与细胞因子联合在体外处理患者的免疫细胞，体外扩增培养后再回输到患者体内，以激发机体的自身免疫功能。最早的人源抗体是人鼠嵌合抗体，人源化程度达 70%，随后将鼠抗体的互补决定区 CDR 移植到人抗体的相应部位，使人源化程度提升至 90% 以上，明显降低了鼠抗体的免疫原性，而 Dall Acgua 提出的框架改组方法，更是将抗体改造近乎天然的全人抗体。另一种制备人源抗体的方法是利用转基因鼠，敲除鼠源免疫球蛋白基因组后转入人免疫球蛋白基因组，不仅可产生高滴度的人抗体，也解决了抗体库技术中亲和力不高的问题。

特异性抗体一方面通过识别肿瘤细胞表面的抗原，阻断靶分子的生物学功能，并将细胞毒性物质导入肿瘤细胞，诱发凋亡相关的信号转导通路；另一方面抗体的 $F_c$ 片段与靶细胞的 $F_c$ 受体结合，激发抗体依赖的细胞介导的细胞毒效应（ADCC）和依赖补体的细胞毒效应（CDC）。Knowles 等研究发现，大部分膀胱癌细胞中有成纤维细胞生长因子 FGFR3 的高表达，提出可以此作为靶点，通过药物干预从而治疗膀胱癌。在此基础上，以抗体为载体连接放射核素、药物、毒素等构成免疫结合物，这种抗体交联小分子细胞毒药物很大程度上增强了抗体的杀伤能力。临床试验用 MUC1 黏蛋白抗体携带放射性核素 Cu-67，结果显示瘤组织中同位素聚集较多，为正常组织的 14.6 倍。另外，考虑到膀胱癌中涉及多个靶点或信号通路的异常，可制备双特异性或多特异性抗体，更好地行使效应分子的功能。临床试验证实抗人膀胱癌双功能抗体能引起体内特异性抗体增加、NK 细胞活化及细胞因子聚集。

## 78. 选择适宜的易感基因，搭载不同类型的病毒载体，将在不同类型和分期的膀胱肿瘤治疗方面具有更强的针对性

肿瘤的发生是原癌基因或抑癌基因的功能紊乱，机体正常的细胞生长周期调节点或信号通路检查点失去监管作用，成为肿瘤细胞后期产生一系列异常生物学行为的触发点。基因治疗即在基因水平上对生物学行为异常的细胞进行纠正，通过基因运载体将特定功能的外源转入细胞内，下调或阻断癌基因的表达；或者导入与癌基因高度亲和的互补链基因，使癌基因无法正常翻译出功能蛋白，达到基因水平治疗肿瘤的目的。目前，治疗基因已经涉及抑癌基因、免疫因子、自杀性药物前体以及反义核苷酸序列等方面，而表达载体以腺病毒的研究最为广泛。腺病毒载体是利用基因工程技术改变病毒基因组，随着病毒选择性的启动复制程序，大量的子代病毒溶解破坏靶细胞，或将治疗基因插入病毒基因组，随同病毒载体复制产生抑癌蛋白发挥杀瘤作用，此过程对正常细胞功能不受影响。因此，溶瘤腺病毒抗肿瘤治疗具有十分可观的应用前景。

最早构建的溶瘤腺病毒 dl1520 就是将 E1B 区 827 个碱基对缺失，并在编码序列中点突变产生一个终止密码构建而成；由于

缺乏 E1B-55KD 蛋白产物，不能失活正常细胞中 p53 蛋白功能，而大多数癌细胞 p53 突变，无法引发 p53 依赖的凋亡途径，不影响病毒的扩增。在此基础上，大量文献报道了学者根据不同的构建策略，从单一靶点到协同多位点，联合不同重组方式，构建了一系列膀胱肿瘤特异性的溶瘤腺病毒，体内外实验均显示出良好的杀瘤效果。

## 参考文献

1. Morales A，Eidinger D，Bruce AW.Intracavitary BCG in the treatment of superficial bladder tumors. J Urol，1976，116（2）：180-183.

2. Rahmat JN，Esuvaranathan K，Mahendran R.Bacillus Calmette-Guerin induces cellular reactive oxygen species and lipid peroxidation in cancer cells. Urology，2012，79（6）：1411.e15-20.

3. Chen MF，Lin PY，Wu CF，et al. IL-6 expression regulates tumorigenicity and correlates with prognosis in bladder cancer. PLoS One，2013，8（4）：e61901.

4. Obara W，Ohsawa R，Kanehira M，et al. Cancer peptide vaccine therapy developed from oncoantigens identified through genome-wide expression profile analysis for bladder cancer. Jpn J Clin Oncol，2012，42（7）：591-600.

5. Romaniuk A，Lyndin M，Smiyanov V，et al. Primary multiple tumor with affection of the thyroid gland，uterus，urinary bladder，mammary gland and other organs. Pathol Res Pract，2017，213（5）：574-579.

6. Sacerdote C，Guarrera S，Ricceri F，et al. Polymorphisms in the XRCC1 gene modify survival of bladder cancer patients treated with chemotherapy. Int J Cancer，2013，133（8）：2004-2009.

（裴霞霞　田俊强　整理）

# 卡介苗已经成为治疗非肌层浸润性膀胱癌最有效的药物之一

　　膀胱肿瘤浸润的深度是肿瘤临床分期的依据，根据是否浸润肌层分为非肌层浸润性膀胱癌和肌层浸润性膀胱癌，这两类的预后不同，因此治疗的方式也有所差异。根据 TNM 分期，习惯上将浅表性膀胱癌原位癌（Tis）、无浸润的乳头状癌（Ta）、肿瘤浸润固有黏膜（T1）归入非肌层浸润性膀胱癌（NMIBC）；将临床分期浸润肌层（T2）以上的分期称之为肌层浸润性膀胱癌。肌层浸润性膀胱癌的标准治疗是根治性全膀胱切除。非肌层浸润性膀胱癌主要是以经尿道膀胱肿瘤切除（TURBT）和辅助性膀胱灌注治疗。辅助治疗的目的是杀灭残余的肿瘤细胞，降低局部的复发率，灌注的药物主要分为化疗药物和免疫药物治疗两种治疗方式。前者的常用药物是 MMC、阿霉素、表柔比星、羟喜树碱等；后者主要包括干扰素（IFN-γ）、卡介苗（BCG）、白介素

（IL-2）等，其中以 BCG 最为常用，且效果较好。

BCG 是一种减毒的牛型结核分枝杆菌活疫苗，主要是用于预防结核分枝杆菌的感染，但是它可以调节机体的炎症反应达到杀灭肿瘤细胞的目的。在 1959 年，BCG 作为免疫调节剂首次用于肿瘤的治疗；1976 年，Morales 等发表了一篇里程碑式的文章，在 9 例 NMIBC 患者中应用 BCG，取得良好的治疗效果，1980年也发表了类似的实验研究；在 1990 年，FDA 正式批准了 BCG用于膀胱肿瘤的治疗。在过去的几十年里，BCG 已经成为治疗 NMIBC 最有效的药物之一。

## *79.* 卡介苗抗肿瘤机制

卡介苗治疗膀胱癌的具体机制仍然不是十分清楚，通常认为是其形成胞内菌，既能刺激集体产生体液免疫，又能刺激集体产生细胞免疫。BCG 通过纤维连接蛋白与膀胱壁结合，进入局部激活大量局部的淋巴细胞、巨噬细胞、多形单核细胞和 NK 细胞，这种非特异性局部细胞免疫反应是 T 细胞依赖的。BCG 能够提高 T 细胞受体的表达，激活 CD4 和 CD8 阳性的 T 细胞，产生细胞免疫应答。膀胱肿瘤细胞中凋亡受体 Fas 表达降低，使肿瘤细胞不能凋亡。BCG 能够上调 Fas 的表达，促进肿瘤细胞的凋亡。另外，BCG 具有直接的细胞毒性作用，BCG、细胞骨架蛋白等通过病原相关的分子模式诱导溶酶体膜蛋白的表达，参与细胞的凋亡过程。

## *80.* 卡介苗治疗膀胱癌的适应证

低级别的 NMIBC：小的、单发的低级别的肿瘤不推荐使用 BCG 进行辅助性治疗。多发的和治疗后复发的低级别 NMIBC 患者推荐使用 BCG 治疗。AUA 指南表明，BCG 的治疗可以降低 24% 多发肿瘤的复发和 31% 复发患者的再次复发。

高级别的 NMIBC：高级别的浅表性膀胱肿瘤（Tis 期、Ta 期、T1 期）推荐使用 BCG 治疗。

## *81.* 卡介苗治疗膀胱癌的用法

BCG 的灌注治疗一般在经 TURBT 术后 2 周受组织恢复后进行，治疗前需要尿常规中红细胞和白细胞转为阴性后进行。取 BCG120mg，溶于 40 ～ 50ml 生理盐水并充分摇匀，经导管注入膀胱内，开始每周 1 次，连续 6 周，继之每 2 周 1 次，共 3 次，以后每月 1 次，至 1 年。

## *82.* 卡介苗治疗膀胱癌的注意事项

在使用治疗时应适当地注意一些问题：BCG 开始治疗之前应先进行结核菌素实验（PPD），评价机体对于 BCG 的反应情况，是否存在结核菌的感染。但这一步在发达国家很少进行，这可能是由于结核在发达国家的发生率较低，实际上 PPD 实验阳性且不处于结核活动期的患者不应当视为 BCG 治疗的禁忌证。机体的免疫反应能够帮助杀灭肿瘤细胞，并且 PPD 阳性的患者和阴性的患者 BCG 治疗的并发症差异不大。

## 83. 卡介苗治疗膀胱癌的并发症

全身炎症反应：BCG 极易通过肿瘤电切后形成的肉芽组织进入血液循环引起全身炎症反应。患者持续高热可达到 39.5℃ 以上，肺炎、肝炎及泌尿生殖器官功能异常，严重者可出现急性呼吸困难、血管内弥散性凝血，休克，甚至死亡。

局部炎症反应：BCG 刺激膀胱黏膜产生的非特异性免疫炎症引起急、慢性膀胱炎症反应。灌注后可出现尿频、尿急、尿痛等膀胱刺激征，严重者可出现血尿和排尿困难，导致膀胱挛缩和尿道狭窄。也可以引起前列腺炎或附睾炎。

低热：原因主要是 BCG 菌苗可分泌多种抗原及代谢产物，作为热原质通过毛细血管和淋巴途径进入血液循环，引起发热反应。发生率较高，典型症状出现在 BCG 灌注 4 ～ 12 小时，体温一般低于 38.5℃，不需治疗，持续数天不等。

结核：少数患者 BCG 可经血液到达肺脏和肝脏引起肺结核和肝结核。

## 84. 卡介苗治疗膀胱癌的禁忌证

（1）有免疫缺陷或损害的患者不应当使用卡介苗，例如 HIV 感染的患者。

（2）正使用免疫抑制剂药物的患者不应当使用卡介苗，例如器官移植的患者。

（3）卡介苗过敏者。

（4）严重的慢性疾病（如心、脑血管疾病，慢性肾病）者禁用。

# 85. 卡介苗治疗失败的判断

BCG 治疗失败的诊断仍然存在一定的争议，通常将肿瘤的复发作为 BCG 治疗失败的标志，并且分为 3 个时期：早期复发是指 BCG 治疗后 1 年内复发的患者，中期指 1 ～ 2 年复发的患者，晚期指 2 年后复发的患者。无瘤生存期是判断肿瘤预后的一个重要的因素。早期复发的患者很可能是肿瘤的进展，晚期复发的患者可能是 BCG 的感染引起的。另外，对于 BCG 治疗无效的患者通常出现肿瘤持续的进展。

BCG 治疗失败后通常进行早期的膀胱全切术，但是对于那些高龄、心肺功能不全的患者，无法耐受大手术的患者可以选择局部的放射治疗。

## 参考文献

1. Kamat AM, Flaig TW, Grossman HB, et al. Consensus statement on best practice management regarding the use of intravesical immunotherapy with BCG for

bladder cancer.Nat Rev Urol，2015，12（4）：225-235.

2.薛庆节，李秀真，李运清，等．重组 BCG 的抑瘤活性及免疫学机制研究．中国免疫学杂志，2015，31（8）：1060-1065.

（鲁克庆　裴霞霞　整理）

# 免疫治疗对膀胱癌治疗的作用与研究热点

## 86. PD-1/PD-L1 抑制剂的应用拉开了膀胱癌免疫治疗的新序幕，但仍需寻找特异性的预测标志物

过去 30 年里，晚期膀胱癌治疗没有突破性进展，随着近两年肿瘤免疫治疗的兴起，沉寂多年的晚期膀胱癌治疗领域，终于迎来了新曙光。

之前对于局部晚期或者转移性膀胱癌可选择的治疗方案是基于顺铂的化疗，但二线单药化疗的有效率也仅在 10%，中位生存时间 6 ～ 8 个月。美国的肿瘤基因组图谱计划 (The Cancer Genome Atlas，TCGA) 针对 131 例化疗无效的晚期肌层浸润性膀胱癌的综合研究，发现 32 个基因存在高频突变。由此推断正是由于这些基因高频突变产生新抗原增强免疫原性，因而可能从免疫治疗中获益。

免疫检查点主要指的是在免疫系统中的一些抑制性通路，其可抑制自身免疫、维持免疫稳态和调节生理性免疫应答。程序性细胞死亡分子 1(programmed cell death 1，PD-1) 主要表达于活化的 T 淋巴细胞表面，与其配体程序性细胞死亡分子配体 1(programmed cell death ligation 1，PD-L1) 相互作用后参与抑制外周组织中持续的免疫应答。肿瘤细胞上 PD-L1 与 T 细胞表面的 PD-1 相互作用，诱导抗肿瘤 T 细胞的凋亡，逃脱免疫系统监视。所以，阻断 PD-1/PD-L1 免疫抑制通路的靶向治疗，可重新恢复 T 细胞抗肿瘤活性，发挥抗肿瘤作用。

在局部晚期膀胱癌临床试验中，免疫检查点抑制剂不论作为一线还是二线治疗都呈现出引人注目的结果，较二线化疗 10% 的效率，免疫检查点抑制剂二线缓解率达 17%～29%。故 2016 年 5 月，FDA 批准首个 PD-L1 单抗药 Atezolizumab 用于治疗局部晚期或转移性膀胱癌铂类化疗后复发患者二线治疗。2017 年，PD1 单抗 Pembrolizumab 和 PD-L1 单抗 Atezolizumab 被 FDA 批准作为不适合接受顺铂化疗的局部晚期膀胱癌患者的一线治疗。之后，Pembrolizumab、Nivolumab、Durvalumab 和 Avelumab 被批准作为局部晚期和转移性膀胱癌二线治疗。2017 年一项 Meta 分析数据显示，在转移性尿路上皮癌的二线治疗中，PD-1 或 PD-L1 抗体免疫治疗与化疗相比 ORR 为 30.7%，中位 OS 为 11.6 个月。其不良反应主要和免疫反应相关，在治疗开始后 1 个月内即可出现，主要为免疫相关不良事件，包括乏力、肺炎、皮肤毒性，肝功异常等，任何器官都可能受到累及。

尽管免疫检查点抑制剂在临床上取得了较好的效果并具有很好的耐受性，但是也只有不到 30% 的患者可以从治疗中获益，在治疗的同时，免疫相关不良事件的风险也随之增加，一些患者在治疗过程中出现肿瘤进展致死亡。

目前研究提示 PD-L1 的表达量、肿瘤的突变负荷和肿瘤分子分类等可用于预测患者是否对免疫治疗有效，但是仍缺乏有效的筛查手段筛查对免疫治疗有效的患者。

以免疫检查点抑制剂为基础的免疫治疗拉开了膀胱癌免疫治疗的新序幕，但是面临不到 30% 的有效率及免疫相关不良反应事件，需要寻找特异性更高的预测性生物标志物，从而增加治疗获益、减轻不良反应，以进一步提高免疫治疗在膀胱癌中的疗效。

## 87. 细胞治疗在膀胱癌中的应用

膀胱癌的发病率逐年上升，传统的治疗方法（手术及放化疗）在有效治疗及防止复发方面也存在一定的局限性。细胞治疗是一种新兴的肿瘤治疗模式，不仅可以提高机体免疫功能有效的发挥抗肿瘤作用，还可以通过自体细胞回输减少治疗产生的抗原性以防止不良反应的发生。虽然 NK 细胞及 DC 细胞等已经应用于临床膀胱癌的治疗，但细胞治疗方法存在一定的不足，如自体细胞体外分离增殖方面存在的技术问题，体外增殖培养可能产生新的抗原引起免疫反应，细胞治疗的同时常需要其他因子的辅助等。因而，膀胱癌最佳的治疗方式是综合治疗。常规的手术及放化疗法可清除掉机体内大量的膀胱癌细胞，使癌症细胞负荷明显降低，再通过适当的细胞治疗清除体内残留的微小病灶或抑制残留膀胱癌细胞的增殖，改善膀胱癌患者的预后，延长生存时间，提高生活质量。

（1）CAR-T(chimeric antigen receptor T-cell immunotherapy)治疗

以嵌合抗原受体 (chimeric antigen receptor，CAR) 修饰 T 细胞为基础的肿瘤过继细胞免疫治疗近年来取得了很大的进步，它赋予 T 细胞靶向杀伤活性，并可克服肿瘤局部免疫抑制微环境和打破宿主免疫耐受状态。它主要由细胞膜外抗原结合区和细胞内信号转导区两部分通过多肽接头及跨膜区构成。膜外区能特异地识别并结合肿瘤细胞表面抗原，允许 T 细胞与肿瘤细胞表面抗原直接结合，不受 MHC 的限制，这使得 T 细胞被赋予靶向作用与特异肿瘤相关抗原的抗肿瘤能力，无论肿瘤细胞是否表达 MHC-I。与其他基于 T 细胞的治疗方法相比，CAR-T 具有以下优势：使用患者自体细胞降低了排异反应风险；多种细胞表面分子均可成为嵌合抗原受体潜在靶点。CAR-T 在血液肿瘤治疗中已取得良好的疗效，目前针对 CAR-T 治疗膀胱癌的临床研究正在开展中，未来在膀胱癌的治疗中有很大的发展前景。

（2）T 淋巴细胞

T 淋巴细胞主要分为 4 种：辅助性 T 细胞（Th）、细胞毒性 T 细胞（Tc 或 CTL）、效应性 T 细胞（Te）和调节性 T 细胞（Tregs）。这几种 T 淋巴细胞分别在免疫应答中有着不同的功能，发挥相应的抗肿瘤作用。临床上较常用于肿瘤治疗的主要是 CTL 细胞。曾有报道 CTL 用于难治性转移性黑色素瘤的治疗，在 20 例患者中有 8 例发生了微小、混合或稳定的抗肿瘤免疫应答。患者输注由 T 细胞 1 特异性（MART1 特异性）CD8$^+$T 细胞识别的自体黑素瘤相关抗原，进入具有转移性黑素瘤的患者，导致 T 细胞浸润到皮肤和肿瘤组织中，从而发挥抗肿瘤作用。有学者推测，可以通过增强免疫力，包括广泛的肿瘤抗原特异性 T 细胞库的应用，提高表位扩增的效率，或者通过输注具有多种抗原特异性的 CTL 克隆细胞来解决抗原逃逸变体反应。关于 CTL 细胞对膀胱癌的治疗，临床上多采用的是诱导人外周血细胞成为细胞毒性 T 细胞（CTL）对膀胱癌患者进行膀胱腔内灌注疗法。在膀胱癌的治疗中，常常是 BCG 与 CTL 联合使用以增强 CTL 对膀胱癌免疫治疗的有效性。研究表明：CD8$^+$ 的 CTL 细胞与治疗膀胱癌可以产生较好的预后。

（3）NK 细胞

自然杀伤细胞包括 CD56 高表达 NK 细胞亚群和 CD56 低表达 NK 细胞亚群，而主要发挥抗肿瘤作用的是 CD56 高表达 NK 细胞亚群。CD56 高表达 NK 细胞亚群的抗肿瘤能力大约是 CD56

低表达 NK 细胞亚群的 10 倍。成熟的 NK 细胞具有克隆分布的能力，通过恢复或重建 NK 细胞的肿瘤杀伤能力，可以提高 NK 细胞在肿瘤细胞免疫治疗中的疗效。虽然 NK 细胞主要存在于血液中，很少浸润固体组织肿瘤，且 NK 免疫治疗在造血恶性肿瘤中最成功，但是近些年也有许多研究探索 NK 细胞在非造血和转移性癌症中的抗肿瘤作用。NK 细胞可以容易获得并进行体外扩增，以便于进行肿瘤的自体细胞疗法。而且 NK 细胞的寿命比 T 细胞的寿命短得多，这就避免了为防止转移细胞的过度膨胀而进行自杀载体。NK 细胞可以表达高水平的 CCR5，这更有利于 NK 细胞有效地渗透到癌组织中发挥抗肿瘤作用。Sonoda 等的研究表明，BCG 可以通过 NK 细胞增强对膀胱癌细胞的杀伤作用。

（4）CIK 细胞

CIK 细胞同时表达 CD3 和 CD56 两种膜蛋白分子，兼具 T 淋巴细胞和 NK 细胞强大的杀瘤活性的异质性细胞群，又称为 NK 细胞样 T 淋巴细胞。CIK 细胞具有较高的增殖能力，可在体外由多种细胞因子诱导形成，如 IL-2、IFN-$\gamma$ 和 CD3 等。CIK 细胞能够裂解自体和异基因的 CML 母细胞，且不影响正常造血祖细胞的作用。研究表明：CIK 细胞可以有效地减少肿瘤的复发，这与 CIK 细胞可以刺激高水平的 IFN-$\gamma$ 和 TNF-$\alpha$ 的释放密切相关。CIK 的抗肿瘤效应与许多因素相关，如肿瘤期，供体细胞表型，供体细胞的数量和纯度，输注剂量和途径以及与其他佐剂的联合作用等。患者性别、遗传背景和生活方式也与 CIK 治疗有效性相关。CIK 的抗肿瘤治疗与常规化疗相比，5 年总生存期和 5 年无病生存期（DFS）大大改善，且伴有 CD3$^+$T 细胞和 CD4$^+$/CD8$^+$T 细胞比例升高。CIK 细胞长期有效的抗肿瘤作用需要和其他佐剂的联合治疗，如卡培他滨、奥沙利铂和树突细胞等。目前临床上较为常用的是 CIK 细胞联合 NK 细胞治疗膀胱癌，具有较好的抗肿瘤作用。多项研究显示，CIK 细胞联合其他免疫疗法在降低膀胱癌复发方面有突出的优势。

（5）DC 细胞

树突细胞（DC）是对肿瘤相关抗原（TAA）的初级免疫应答，有独特能力的专业抗原呈递细胞（APC）。DC 是 T 细胞应答的最有效的刺激物，因为他们不仅刺激细胞产生记忆，同时也是幼稚的 T 淋巴细胞。DC 在细胞免疫中的作用是必不可少的，基于这种重要作用已经开发了针对肿瘤抗原有效 DC 的疫苗以消除肿瘤。这种疫苗可以在前列腺、肾细胞癌、淋巴瘤、转移性黑色素瘤、结肠癌、非小细胞肺癌患者体内的肿瘤细胞发生特异性免疫反应，从而有效杀伤肿瘤细胞。大量实验及临床研究表明，DC 细胞可以产生特异性抗肿瘤免疫而杀死肿瘤细胞。关于 DC 细胞治疗膀胱癌的研究较多，因为 DC 细胞功能的缺陷或者数量的减少是膀胱癌发生发展的原因之一。因此，临床上通过使用新型研制的 DC 疫苗或者其他手段增加膀胱癌组织内成熟 DC 细胞数量与活性，从而有效地进行递呈肿瘤抗原，提高机体对膀胱癌细胞的免疫杀伤力。临床上通过 DC 细胞杀伤膀胱癌细胞的方法主要有：肿瘤细胞直接融合 DC，肿瘤特异性抗原致敏 DC，肿瘤细胞提取物致敏 DC，肿瘤细胞 RNA 致敏 DC，肿瘤、细胞因子、共刺激分子和黏附分子基因转染的 DC 疫苗。

（6）LAK 细胞

NK 细胞在体外经过 IL-2 刺激后可以变成淋巴因子激活的杀伤细胞，具有抗肿瘤作用。不仅外周血中的细胞经过刺激后可以产生 LAK 细胞，在胸腺、脾、骨髓和在淋巴结中也可以产生。LAK 细胞对自体或同种异体肿瘤细胞均具有细胞毒性，并且活化的 LAK 细胞可以通过释放细胞毒性颗粒和细胞因子的分泌直接或间接杀死肿瘤细胞。LAK 细胞治疗是过继性免疫治疗，需要通过注射 IL-2 激活 LAK 细胞，从而增加免疫性和机体的抗肿瘤能力。临床上 LAK 的抗肿瘤作用主要应用于黑色素瘤、骨髓瘤和白血病等。在治疗膀胱癌方面，主要是采取 LAK 细胞的灌注疗法，通过大量输注 LAK 细胞以减少膀胱癌的复发。有研究表明，膀胱癌患者体内 NK 细胞和 IL-2 的数量减少或者功能有缺陷，不利于 LAK 细胞更好地发挥抗肿瘤作用。LAK 细胞发挥抗肿瘤作用时常常需要同时输注大量的 IL-2，这也限制了 LAK 细胞在膀胱癌治疗方面的应用。

（7）TIL 细胞

肿瘤浸润性淋巴细胞（TIL）通常是活化的 T 细胞，天然杀伤细胞和非 T 或非 B 淋巴细胞，这些淋巴细胞可以是簇分化或者某些表面抗原的特定分化。初始 TIL 群体主要由 CD3$^+$T 细胞组成，具有 CD4$^+$ 和 CD8$^+$ 的 T 细胞亚群。TIL 细胞可以迁移到肿瘤位点以对抗恶性肿瘤细胞生长。采用 TIL 的过继转移治疗需要从新鲜的患者活检标本和肿瘤特异性 T 细胞逐步分离，且 TIL 细胞的表型特征和 T 细胞群体可受培养基的组分影响。关于 TIL 细胞和膀胱癌的关系，Housseau 等的研究表明了大量的 TIL 细胞有利于膀胱癌的预后及无复发生存，表明 TIL 细胞是机体免疫系统中抗肿瘤作用的有利因子。与外周血淋巴细胞相比，高数量的 TIL 细胞治疗膀胱癌可以产生更好的临床结果和减少肿瘤细胞发生转移。膀胱癌中肿瘤浸润性淋巴细胞的存在与有利的预后相关。淋巴细胞从循环免疫系统迁移到肿瘤位点意味着宿主免疫系统能够引发抗肿瘤反应。临床上 TIL 细胞联合其他免疫疗法可以明显地增强膀胱癌患者 TIL 的抗肿瘤反应。目前临床上面临的主要就是生产肿瘤特异性 T 细胞的技术问题，只有30% ～ 40% 的活检标本可以产生令人满意的 T 细胞群体，这也限制了 TIL 细胞的应用。

除了上面提到的几种治疗膀胱癌的细胞外，还有 CD3AK 细胞、AKM 细胞和干细胞等。目前临床上应用较多的是 NK 细胞、DC 细胞及一些联合模式，如 NKCIK 细胞和 DCCIK 细胞治疗模式等。细胞治疗对膀胱癌的治疗主要是灌注疗法及回输入血以增强机体的免疫功能，发挥抗肿瘤作用。

## 参考文献

1. Muthuswamy R, Wang L, Pitteroff J, et al. Combination of IFN alpha and poly-I:C reprograms bladder cancer microenvironment for enhanced CTL attraction. J Immunother Cancer, 2015, 3:6.

2. Vivier E, Medzhitov R. Editorial overview: Innate immunity. Curr Opin Immunol, 2015, 32:v-vi.

3. Ames E, Murphy WJ. Advantages and clinical applications of natural killer cells in cancer immunotherapy. Cancer Immunol Immunother, 2014, 63 (1): 21-28.

4. Kalinski P, Gingrich JR. Toward improved effectiveness of bladder cancer immunotherapy. Immunotherapy, 2015, 7 (10): 1039-1042.

5. Timalsena S, Pluangnooch P, Wongkajornsilp A, et al. An additional CD28 costimulatory signal enhances proliferation and cytotoxicity of murine T cell-derived CIK cells. Asian Pac J Allergy Immunol, 2017, 35 (2): 67-74.

6. Liu JQ, Zhu Y, Chen FX, et al. Effects of different stimulatory factors on functions of CIK cells. Zhongguo Shi Yan Xue Ye Xue Za Zhi, 2013, 21 (4): 1021-1026.

7. Huang J, Li C, Wang Y, et al. Cytokine-induced killer (CIK) cells bound with anti-CD3/anti-CD133 bispecific antibodies target CD133 (high) cancer stem cells in vitro and in vivo. Clin Immunol, 2013, 149 (1): 156-168.

8. Wang YF, Kunda PE, Lin JW, et al. Cytokine-induced killer cells co-cultured with complete tumor antigen-loaded dendritic cells, have enhanced selective cytotoxicity on carboplatin-resistant retinoblastoma cells. Oncol Rep, 2013, 29 (5):

1841-1850.

9. Feyisetan O, Tracey C, Hellawell GO. Probiotics, dendritic cells and bladder cancer. BJU Int, 2012, 109 (11): 1594-1597.

10. 梁平, 靳风烁. 树突状细胞疫苗在膀胱癌治疗中的应用. 实用肿瘤杂志, 2013, 28 (6): 575-578.

11. 张晶, 任秀宝. 肿瘤的细胞治疗的研究现状及临床应用. 药品评价, 2012, 9 (5): 10-12.

12. Bunimovich-Mendrazitsky S, Halachmi S, Kronik N. Improving Bacillus Calmette-Guerin (BCG) immunotherapy for bladder cancer by adding interleukin 2 (IL-2): a mathematical model. Math Med Biol, 2016, 33 (2): 159-188.

13. Kalinski P, Gingrich JR. Toward improved effectiveness of bladder cancer immunotherapy. Immunotherapy, 2015, 7 (10): 1039-1042.

14. Ullenhag GJ, Sadeghi AM, Carlsson B, et al. Adoptive T-cell therapy for malignant melanoma patients with TILs obtained by ultrasound-guided needle biopsy. Cancer Immunol Immunother, 2012, 61 (5): 725-732.

15. Baras AS, Drake C, Liu JJ, et al. The ratio of CD8 to Treg tumor-infiltrating lymphocytes is associated with response to cisplatin-based neoadjuvant chemotherapy in patients with muscle invasive urothelial carcinoma of the bladder. Oncoimmunology, 2016, 5 (5): e1134412.

16. Krpina K, Babarovic E, Jonjic N. Correlation of tumor-infiltrating lymphocytes with bladder cancer recurrence in patients with solitary low-grade urothelial carcinoma. Virchows Arch, 2015, 467 (4): 443-448.

中国医学临床百家

17. Maude SL，Frey N，Shaw PA，et al. Chimeric antigen receptor T cells for sustained remissions in leukemia.N Engl J Med，2014，371(16)：1507- 1517.

18. 胡春花，杨超，张海宝，等. 膀胱癌免疫治疗的进展. 现代泌尿外科杂志，2017，22(8)：632-636.

19. 曹达龙，刘伟. 免疫治疗在膀胱癌中的最新研究进展和未来展望. 中国癌症杂志，2018，28(2)：81-87.

20. Lawrence MS，Stojanov P，Polak P，et al. Mutational heterogeneity in cancer and the search for new cancer-associated genes. Nature，2013，499(7457)：214-218.

21. Pardoll DM. The blockade of immune checkpoints in cancer immunotherapy.Nat Rev Cancer，2012，12(4)：252-264.

22. Rouanne M，Loriot Y，Lebret T，et al. Novel therapeutic targets in advanced urothelial carcinoma. Crit Rev Oncol Hematol，2016，98：106-115.

23. Balar AV，Galsky MD，Rosenberg JE，et al. Atezolizumab as first-line treatment in cisplatin-ineligible patients with locally advanced and metastatic urothelial carcinoma：a single-arm，multicentre，phase 2 trial. Lancet，2017，389(10064)：67-76.

24. Balar AV，Castellano D，O'Donnell PH，et al.First-line pembrolizumab in cisplatin-ineligible patients with locally advanced and unresectable or metastatic urothelial cancer (KEYNOTE-052)：a multicentre，single-arm，phase 2 study. Lancet Oncol，2017，18：1483-1492.

25. Champiat S，Dercle L，Ammari S，et al. HyperprogressiveDisease is a New Pattern of Progression in Cancer Patients Treated by Anti-PD-1/PD-L1.Clin Cancer

Res，2017，23(8)：1920-1928.

26. Kato S，Goodman A，Walavalkar V，et al. Hyperprogressors after Immunotherapy：Analysis of Genomic Alterations Associated with Accelerated Growth Rate.Clin Cancer Res，2017，23(15)：4242-4250.

（曹文娟　斐霞霞　整理）

# 基因治疗是膀胱癌有前景的治疗策略

关于膀胱癌基因治疗的策略，可以通过分子生物学调节遗传物质的改变来抑制膀胱癌的生长发展。通过校正与膀胱癌细胞生长相关基因的异常表达来逆转膀胱癌的进展是膀胱癌基因治疗的主要策略。可以通过反义寡核苷酸（ASs）、核酶（RZs）和显性负突变体灭活致癌基因。诱导抑制肿瘤生长基因的表达是另一个有效的策略。目前临床上关于膀胱癌的基因治疗应用最多的是免疫遗传治疗，这种方法已经被批准应用于临床癌症基因治疗，且与其他治疗联合应用还可以增强患者的免疫功能。还有一种策略就是通过分子生物学方法，把对膀胱癌具有杀伤作用的抑癌基因或具有复制能力的基因插入到腺病毒的基因组中，从而使其具有溶瘤作用。目前已有大量关于溶瘤腺病毒治疗膀胱癌的实验室研究。

## 88. 膀胱肿瘤特异性溶瘤病毒治疗膀胱癌进展

溶瘤病毒是能特异性感染肿瘤细胞并在肿瘤细胞中繁殖，

最终裂解肿瘤细胞而不感染正常组织细胞的一类病毒，这类病毒并不只是外源基因的载体，而且是依靠病毒本身在肿瘤细胞中特异性的复制来杀死并裂解肿瘤细胞，细胞裂解后释放出的病毒又可以进一步感染周围的肿瘤细胞。2005 年 4 月，Cell Genesys 宣布其溶瘤病毒产品开始进行膀胱癌治疗期临床试验。Shirakawa 等应用 cox-2 启动子成功构建膀胱肿瘤组织特异性溶瘤腺病毒。本研究团队的合作者 Rodriguez 在 1997 年用前列腺组织特异的 PSA 启动子直接替换 E1A 的调控序列，构建出了靶向前列腺癌的选择复制性溶瘤腺病毒 CN706。2008 年本研究团队通过膀胱特异性增强子 PSCAE 和膀胱特异性启动子 UPII 控制腺病毒 E1A 基因的表达从而控制腺病毒的复制，以构建和探讨肿瘤特异溶瘤腺病毒。以这种腺病毒攻击肿瘤细胞，借助 E1A 蛋白，使得选择性复制腺病毒仅仅能在肿瘤细胞大量复制，最终导致该细胞的裂解。释放的溶瘤腺病毒颗粒可以重新感染其他肿瘤细胞，使得杀瘤效应不断放大，实现特异性治疗膀胱肿瘤的目的。并且通过 E1A 蛋白的特异性表达还能够提高肿瘤细胞对化疗药物 DDP 及射线的敏感性特性，使其能够与传统治疗方法协同，提高膀胱癌的治疗效果。课题组后期进行了一种嵌合型不依赖于 CAR 的膀胱癌特异性溶瘤腺病毒构建及其抗膀胱癌作用研究，构建出了一种不依赖于 CAR 的嵌合型膀胱癌特异性溶瘤腺病毒 Ad5/F11p-PSCAE-UPII-E1A，这种嵌合型病毒可进入三种膀胱癌细胞发挥抗肿瘤作用，且效果优于 Ad5-PSCAE-UPII-E1A；Ad5/F11p-

PSCAE-UPII-E1A 可以阻滞膀胱癌细胞周期于 G1 期；Ad5/F11p-PSCAE-UPII-E1A 联合顺铂作用于三种膀胱癌细胞后具有协同抗肿瘤作用；Ad5/F11p-PSCAE-UPII-E1A 联合顺铂可以通过增强内源性和外源性凋亡通路诱导膀胱癌细胞发生凋亡。嵌合型溶瘤腺病毒的构建及其与顺铂的联合应用为膀胱癌的基因治疗提供了一个新的思路，拓展了膀胱癌治疗领域，为下一步的研究提供理论基础。溶瘤腺病毒对不同膀胱癌细胞的杀伤作用各不相同，本课题组通过蛋白组学的方法找出了可能导致这种差异的蛋白因素，为后续研究如何提高膀胱癌细胞对溶瘤腺病毒的敏感性提供了理论依据。同时本课题组针对已构建的膀胱组织特异性溶瘤腺病毒 Ad-PSCAE-UPII-E1A，研究该系列病毒的扩增、纯化、鉴定，以及在裸鼠皮下移植瘤模型中的生物分布和近期安全性评价，为今后该溶瘤腺病毒进入临床试验治疗膀胱癌提供了基本数据和理论依据。

## 89. 抑癌基因治疗

原癌基因编码在细胞生长和分化调节中起重要作用的各种蛋白质，当癌基因代表突变的原癌基因并且表达过量时，便可促进肿瘤的发生。膀胱癌基因治疗的其中一个目标就是抑制异常癌基因的表达。这可以通过反义寡核苷酸（AS）、核酶（RZ）、显性负突变体（DNM）和 RNA 干扰（RNAi）技术在 DNA、RNA 或蛋白质水平实现。

反义寡核苷酸是短段的 DNA 或 RNA，其互补性结合并阻止致癌基因的转录或翻译。核酶是小的 RNA 链，对癌基因 mRNA 的特异性序列具有催化活性。AS 和 RZ 代表两种最常用的抑制癌基因表达的基因治疗战略。显性负突变体是发生突变的致癌基因，可以编码有缺陷蛋白质的产物。这些非功能蛋白产生过多时，可以通过螯合对肿瘤特异性关键的靶标癌基因而抑制肿瘤的发生。RNA 干扰是最近发现的基因沉默技术，通过靶 mRNA 降解出具有同源性部分序列（siRNA）来抑制基因的表达。RNAi 的优点是它可以靶向作用于多种在膀胱癌的发生中起作用的各种基因。这种技术给膀胱癌的基因治疗领域带来了巨大的希望。

在过去的十几年中，在体外和体内进行了一系列针对致癌基因和基因产物的抑制性基因治疗，且这种基因治疗对膀胱癌的治疗具有功效。*H-ras* 致癌基因是 RasG 蛋白的成员家族，该基因在 39% ～ 58% 膀胱癌患者中发生突变或过表达，且增加膀胱癌标准治疗后肿瘤复发的风险。一项在鼠膀胱癌模型中的研究显示，转导靶向 *H-ras* 的核酶可以引起显著的肿瘤消退。*C-myc* 是一种在 58% 的膀胱癌中过表达的癌基因，对肿瘤细胞周期进展有重要影响，体外实验表明该基因在化疗耐药中发挥重要作用。抗 *myc* 的反义寡核苷酸对人膀胱癌细胞有显著的细胞毒性，与顺铂或卡铂联合应用还具有协同的肿瘤细胞杀伤作用，这表明抗 *myc* 的反义寡核苷酸可以增强肿瘤细胞对顺铂或卡铂的化学敏感性。同样，抗 *mdr1* 的反义寡核苷酸可以直接作用于多种药物抗性基因 1（*mdr1*），以改善膀胱癌细胞对化疗药物的敏感性。polo 样激酶 1（*PLK1*）也是一种对细胞周期进展有重要影响的癌基因，该基因的过表达与膀胱癌的分级分期、肌肉浸润性程度及预后有密切关系。研究显示，在原位膀胱癌模型导入含有脂质体 *PLK1* 特异性的四种 siRNA 可引起显著的肿瘤消退。在体外，*PLK1*siRNA 可以抑制内源性 *PLK1* 的表达，引起肿瘤细胞增殖的减少和凋亡活性的增加。类似地，生存素靶向存活蛋白的 siRNA（SVV284 和 SVV094）具有抗凋亡活性，可以在体外通过诱导生长细胞周期阻滞和细胞凋亡发挥抗肿瘤作用。一项后续研究发现，用抗存活蛋白 siRNA 预处理肿瘤细胞后，再对其进行化疗，可以明显增加死亡肿瘤细胞的数量，这表明该试剂可以作为化学敏化剂用于膀胱癌的化疗中，且两者之间可能存在协同作用。在膀胱癌基因治疗方面，多靶点 siRNA 治疗比单靶治疗更为有效，如靶向血管内皮生长因子（VEGF），人端粒酶反转录酶（hTERT）和存活素的多种 siRNA 的转染更有利于控制肿瘤细胞的增长。膀胱癌的发生发展与多个遗传物质的改变相关，同时涉及多个细胞通路发生异常。

总之，许多体外和体内膀胱癌模型研究显示，针对异常癌基因表达的矫正策略在膀胱癌的基因治疗中起着重要的作用，这为临床上应用基因治疗膀胱癌奠定了基础。未来的实验研究可以进一步检查抑制性基因治疗协同化疗对晚期膀胱癌细胞毒性的作用。

## 90. 诱导肿瘤抑癌基因治疗

肿瘤抑制基因（TSG）通过调节细胞周期，DNA 修复，转录活性和凋亡来控制细胞的增殖进展。已经明确关键的 TAG 突变通过消除对增殖的严格控制而导致恶性膀胱癌的发生，将野生型 TAG 转染到恶性膀胱癌细胞中可以起到校正基因治疗的目的，并进而诱导肿瘤逐渐消退。

目前，通过对膀胱癌基因治疗相关文献的回顾，得到最多关注的 TSG 就是 *p53*。野生型 *p53* 通过调节细胞周期的进展、血管生成和凋亡来防止肿瘤的生长发展。已经被证实 *p53* 突变的个体膀胱癌的发病率为 10% ～ 70%，实验室研究也已经表明转染编码野生型 *p53* 的载体到膀胱癌模型中可以导致肿瘤的逐渐消退，但是关于确切的作用机制还不是十分清楚。一些研究表明，细胞周期阻滞相对于其他对凋亡的刺激在抑制肿瘤细胞增殖方面显得更为重要。与 TSG 发挥的众多功能相符合，*p53* 对膀胱癌的退矫正性基因治疗可能通过多种方式发生。初步研究工作已经证实了 *p53* 基因治疗膀胱癌的可行性，随后尚需要进行关于 *p53* 基因治疗膀胱癌的临床研究。

曾有研究通过结合使用 hTRT 启动子（人端粒酶反转录酶启动子）和 Cre/loxP 位点特异性重组系统来提高肿瘤细胞 *p53* 转基因表达的特异性。因为膀胱癌细胞通常是端粒酶阳性和 Cre 阴性，这致使该系统引起的特异性 *p53* 的表达只发生在端粒酶阳性细胞。虽然大多数良性细胞是端粒酶阴性，一些端粒酶阳性的细胞可以通过 Cre 表达来进行 *p53* 的转染。与 *cmyc* 癌基因类似，突变 *p53* 过表达的膀胱癌患者对化疗药物的抵抗性明显增加，而重组野生型 *p53* 的转导可以明显改善膀胱癌细胞对化疗的敏感性以更好地发挥抗肿瘤作用。一项体外实验证明，用野生型 *p53* 基因腺病毒载体（Ad5CMVp53）预处理膀胱癌细胞后可以改善其对顺铂的化学敏感性，减少 50% 患者对顺铂治疗的 MIC 值。在原位鼠膀胱癌模型中的研究表明，Ad5CMVp53 联合顺铂治疗膀胱癌不仅可以抑制肿瘤细胞生长，还可以降低肿瘤转移的发生率。双基因治疗方案，即将野生型 *p53* 的转染与靶向致癌基因 *erbB2* 或簇蛋白的抑制技术结合，对膀胱癌的治疗也具有协同抗肿瘤作用。把顺铂和这种双基因治疗方案相结合不仅可以抑制局部肿瘤的生长，还可以控制肿瘤远处转移。除了明显改善膀胱癌的发生发展，双基因治疗或双基因联合化疗显著优点是降低化疗药物的使用剂量，增强相关载体或者化疗药物对膀胱癌细胞的毒性作用。一项研究对 11 例肌层浸润性膀胱癌患者分别进行单个肿瘤内注射 rAdp53 和单个膀胱内灌注 rAdp53 治疗，以观察两者的不同，3 天后对患者行膀胱切除术。在接受膀胱内灌注治疗的 8 例患者中，有 7 例可以检测出 *p53* 的表达，而在 3 例单个肿瘤内注射治疗患者的膀胱切除标本中未检测到转基因的表达。此外，膀胱内灌注 rAdp53 再结合转导增强物苯联单乙酸，可以提高载体穿透整个尿路上皮的能力以至于可以治疗黏膜下层瘤。膀胱内灌注也包括一定的不良反应，如轻度或中度的排尿困难，腹痛，以及发生这两种情况时需要立即停止膀胱内灌注。这项研究证实了 *p53* 基因治疗膀胱癌的安全性和可行性；膀胱内灌注 rAd-p53 治疗膀胱癌的有效性。一项临床Ⅰ期试验，使用编码巨细胞病毒（CMV）启动子和 Ad5CMVp53 对膀胱癌患者进行膀胱内灌注治疗，病毒滴度范围为 $10^{10} \sim 10^{12}$，结果表明腺病毒载体的基因治疗可以明显抑制膀胱癌的进展，且对膀胱癌患者是安全的疗法。

*Rb* 是视网膜母细胞瘤肿瘤抑制基因，该基因可以调控细胞周期进展及肿瘤的分级，30% 的膀胱肿瘤患者可以检测到该基因的突变。近些年，关于应用与 *Rb* 相关的基因治疗膀胱癌成为一个新的热点。一项研究应用 *Rb110* 和 N 末端截短的 *Rb94* 两种基因转导小鼠膀胱癌模型，结果显示这两种基因治疗均可以诱导膀胱肿瘤消退，*Rb94* 的抗肿瘤作用更为有效。*Rb94* 主要通过侵蚀端粒和诱导 caspased 依赖性的细胞凋亡等途径发挥抗肿瘤作用。目前除了 *p53* 和 *Rb* 两种基因，与膀胱癌基因治疗相关的基因还有 *p21*，*p16* 和凝溶胶蛋白，然而主要应用于临床Ⅰ期研究的膀胱癌相关基因主要是 *p53* 和 *Rb*。表层或肌层浸润性膀胱癌患者在接受复制缺陷型编码 *Rb* 基因的腺病毒构建体（ACNRb）膀胱内灌注疗法时，至少需要一个标准疗程疗法，因而关于 *Rb* 基因治疗膀胱癌的安全性，效率和功效尚需要进一步的研究。

总之，通过靶向提高抑癌基因的纠正基因治疗对于膀胱癌的治疗时是安全的、可行的。目前这种疗法主要通过携带抑癌基因的生物载体进行膀胱癌的灌注治疗，该方法的不足之处在于不能有限地控制和提高转染效率，以及生物载体的活性和安全性问题。因而，未来关于 TSG 纠正策略的临床试验主要着重于改进载体递送系统和提高转基因生物活性。

## 91. 细胞毒性基因治疗

通过细胞毒性基因选择性杀伤肿瘤细胞治疗可以通过两种方法实现，自杀基因转导或具有复制能力的溶瘤病毒转染。自杀基因编码对肿瘤细胞具有直接细胞毒性的产物，还可以将无活性前药转化为肿瘤毒性物质的酶产物，如自杀基因单纯疱疹病毒胸苷激酶（HSVTK）与嘌呤核苷类似物更昔洛韦（GCV）的组合递送系统。由于哺乳动物体内的胸苷激酶（TK）不能代谢更昔洛韦，只有表达 HSVTK 转染的肿瘤细胞能够先将 GCV 磷酸化成单磷酸酯形式，哺乳动物 TK 再将 GCV 单磷酸转化为 GCV 三磷酸，该物质可以通过竞争性抑制肿瘤细胞 DNA 的合成导致肿瘤死亡。基于之前的临床前结果，有学者把针对其他恶性肿瘤的细胞毒策略，如针对脑癌和前列腺癌的 HSVTK/GCV 应用于膀胱癌的治疗。该研究首先构建了含有 HSVTK 连接 RSV 启动子的劳氏肉复制缺陷腺瘤病毒（Ad/RSVTK）。之后的体外实验表明，该载体可以被有效地转导入膀胱癌细胞内并对肿瘤细胞有高达 95% 的杀伤率；体内研究显示，跟对照动物相比，Ad/RSVTK 联合 GCV 可导致肿瘤生长体积缩小到原来的 1/4 并长期改善宿主存活。维持膀胱内灌注或肿瘤内注射 HSVTK 可以有效提高对肿瘤细胞杀伤作用。目前的研究主要着重于通过组合疗法或修饰遗传载体来提高 HSVTK/GCV 对肿瘤的杀伤作用。研究发现，用巨细胞病毒（CMV）启动子替代 RSV 启动子可以提高 HSVTK 3 ～ 4 倍的杀肿瘤效力。但是，这种含有 CMV 启动子的载体在杀伤肿瘤细胞的同时也具有剂量相关的肝毒性。因而，虽然 HSVTK/GCV 这种组合的基因治疗对于其他肿瘤具有杀伤作用，但对于膀胱癌的作用尚需要进一步的研究。涉及编码 HSV-TK 和 IL2 的双基因载体产生的抑制肿瘤细胞生长的基因治疗作用并不优于 HSVTK/GCV 单独应用时。与此类似，HSVTK/GCV 联合多柔比星、顺铂、丝裂霉素 C 或甲氨蝶呤也没有明显的增加抗肿瘤作用，在增加化疗药物的用量时肿瘤细胞杀伤量提高也只有 10% ～ 20%。

第二种细胞毒性基因治疗方法涉及具有复制能力的溶瘤病毒。这是通过遗传工程改造的对肿瘤有靶向性，并能在细胞内复制的病毒对肿瘤细胞有直接的细胞毒性。在 Ⅰ 期和 Ⅱ 期试验中已经证实，修饰的腺病毒 ONYX015 在 *p53* 突变的肝细胞癌和转移性肉瘤细胞中可以发挥抗肿瘤作用。膀胱癌患者中也有高发生率的 *p53* 突变，因而推测，这种腺病毒的基因治疗也可以应用于膀胱癌的治疗。G207 是一种改良性的单纯疱疹病毒，可以靶向杀死快速分裂的细胞，把这种病毒转染到膀胱癌细胞后，肿瘤细胞可以通过病毒介导而发生细胞裂解死亡。体内研究已经证实，

G207 通过膀胱内灌注治疗和肿瘤内注射治疗可以有效地控制局部肿瘤的增长和发展。静脉内给予 G207 不仅可以引起膀胱癌的消退，还可以预防其发生远处转移，这对于基因治疗转移性膀胱癌的意义重大。另一种对膀胱癌具有显著抗肿瘤作用的溶瘤病毒是 NV1020，该病毒是 HSV1 的一种突变形式，主要是在胸苷激酶基因座中具有 700 个碱基对的缺失。与 G207 相比，NV1020 在体外和体内对膀胱肿瘤均具有强大的细胞杀伤作用。腺病毒 AdBSPE1a 是一种比较新型的膀胱癌基因治疗载体，这种条件性复制病毒包含调节病毒的关键复制基因 *E1a/b* 和截断的骨涎蛋白启动子（BSP）。原位小鼠膀胱癌模型实验研究表明，AdBSPE1a 在可以显著地抑制肿瘤生长和诱发肿瘤细胞发生凋亡。近些年，应用膀胱癌基因治疗的溶瘤腺病毒还有 Ad5/PSCAE/UPII/E1A、Ad5/35TRAIL 及 Ad5/F11pPSCAE/UPII/E1A 等，这些病毒均对膀胱癌细胞有强大的细胞毒性。

总之，许多临床前膀胱癌研究表明，细胞毒性基因治疗通过诱导自杀基因或病毒介导提供安全有效的方法来控制局部肿瘤的生长和裂解肿瘤细胞。此外，不同于其他基因治疗技术，复制的感染性溶瘤病毒如 G207 可以显著减少转移性沉积物。关于膀胱癌细胞毒性基因治疗的临床安全性可以在前列腺癌的治疗方法中汲取经验，这些策略尚需要进行Ⅰ期和Ⅱ期试验才能确定其对膀胱癌治疗的有效性。

## 92. 免疫调节基因治疗

与其他恶性肿瘤相似，膀胱癌的发生和传播通常与宿主免疫系统的改变密切相关。尿路上皮癌通过许多机制主动逃避免疫监视或损害效应细胞，其中最常见的包括肿瘤特异性抗原的改变和分泌抑制免疫的细胞因子。免疫调节基因治疗的目标是通过诱导编码肿瘤的特异性抗原或免疫刺激性细胞因子来刺激宿主免疫系统对肿瘤细胞产生杀伤作用。用编码的载体转染靶细胞可以在体内或体外发生基因治疗的作用。瘤细胞在体外被遗传修饰并随后返回到宿主以刺激免疫系统即构成了所谓的"肿瘤疫苗"。

免疫组织化学研究表明，大多数膀胱癌细胞系在异常抗原刺激后是非免疫原性的。关于其他类型肿瘤的实验已证明基因治疗技术以肿瘤特异性方式诱导抗原提呈是可行的，该项技术最近也被应用于膀胱癌的基因治疗。最初的研究之一用 MPT59 的 DNA（抗原分离自分枝杆菌）转染鼠膀胱癌细胞，转导 MPT59 抗原引发肿瘤特异性细胞毒素 T 细胞反应可以导致肿瘤的完全消退。动物模型接种疫苗后可以建立保护免疫，主要应用的抗原制剂包括 CD154、CD40L 及特异于牛分枝杆菌卡介苗（BCG）的多组分抗原复合物。当组合四种亚组分的 BCGDNA 疫苗（polyrBCG）应用于异位鼠膀胱癌模型时可以刺激宿主发生强烈的 T 辅助 1 型（Th1）细胞因子反应以显著抑制肿瘤生长和改善宿主的存活。实际上，肿瘤疫苗接种研究中发现共同之处均是抗原刺激后的 Th1

免疫应答，因而推测 Th1 免疫反应系统是根除肿瘤细胞的主要机制。

免疫调节基因治疗的第二种方法是编码有效的免疫刺激细胞因子基因的转导。某些细胞因子的全身递送，如白细胞介素 2（IL2）可以引起毛细血管渗漏综合征等毒性作用。而选择性转导细胞因子基因进入恶性细胞是无害的，因为它主要是在肿瘤局部提供高的细胞因子浓度，而没有与全身性相关的潜在毒性。在临床前研究中，证实基因治疗中具有确定功效的细胞因子包括 IL2、IL12、IL21、干扰素 α（IFN-α）和 INF-γ。转导后这些细胞因子抑制肿瘤细胞生长的主要机制是通过 Th1CD8 免疫应答的激活实现。最近研究已经显示干扰素 α2b 通过抑制 VEGF 而下调肿瘤内血管的生成。白细胞介素 2 在细胞因子基因治疗中受到的关注最多，其在膀胱癌模型显著的抗肿瘤作用已经通过体内实验得到了证实。IL2 的基因治疗可以使肿瘤细胞显著地消退，还可以预防恶性肿瘤的再生长，表明肿瘤特异性免疫治疗还具有记忆功能。

正如大多数基因治疗策略的情况一样，免疫调节基因治疗在膀胱癌治疗的功效中关于安全性的临床数据还不是很多。而且临床上还需要注意的问题有可用的细胞因子的效力、转染方法，以及双重免疫治疗的相对价值等，其中最重要的还是保护性免疫的问题。免疫基因治疗方法的优势在于免疫记忆基因治疗，不仅可以发挥强大的抗肿瘤作用，还可以明显降低膀胱癌的复发率。

目前膀胱癌的发生进展以及复发问题要求除了标准的治疗方法外，尚需要开发新的、改进的治疗方式，基因治疗就是其中的一种新的治疗模式。遗传物质的改变与膀胱癌的发生、发展及肿瘤复发均有一定的关系，这是对许多遗传策略开发和评估的理论依据。一些体外和体内实验已经证实了细胞毒性和免疫调节策略对膀胱癌治疗的有效性。此外，关于基因治疗技术与常规化疗剂的协同作用尚需要进一步的研究。免疫基因治疗也为复发性膀胱肿瘤的治疗提供了一种新的治疗方法。

目前已有 I 期试验证实基因治疗在膀胱内灌注治疗是安全的、可行的。然而，转染效率和生物载体的安全性问题仍然是基因治疗应用于临床所面临的障碍。同样，必须通过操纵受体介导的转染或位点限制性表达来优化基因治疗的靶向性，以提高抗肿瘤作用和全身基因治疗的安全性。临床前基因治疗研究的成功为临床上基因治疗的应用提供了坚实的基础。

## 参考文献

1. Chen Z, Yu T, Zhou B, et al. Mg(Ⅱ)-Catechin nanoparticles delivering siRNA targeting EIF5A2 inhibit bladder cancer cell growth in vitro and in vivo. Biomaterials, 2016, 81:125-134.

2. Kawahara T, Kashiwagi E, Ide H, et al. Cyclosporine A and tacrolimus inhibit bladder cancer growth through down-regulation of NFATc1. Oncotarget, 2015, 6 (3): 1582-1593.

3. Pagliarulo V，Ancona P，Niso M，et al. The interaction of celecoxib with MDR transporters enhances the activity of mitomycin C in a bladder cancer cell line. Mol Cancer，2013，12:47.

4. Greco KA，Franzen CA，Foreman KE，et al. PLK-1 Silencing in Bladder Cancer by siRNA Delivered With Exosomes. Urology，2016，91：241.e1-7.

5. Kunze D，Kraemer K，Erdmann K，et al. Simultaneous siRNA-mediated knockdown of antiapoptotic BCL2，Bcl-xL，XIAP and survivin in bladder cancer cells. Int J Oncol，2012，41（4）：1271-1277.

6. Papadogianni D，Soulitzis N，Delakas D， et al. Expression of p53 family genes in urinary bladder cancer: correlation with disease aggressiveness and recurrence. Tumour Biol，2014，35（3）：2481-2489.

7. Yang X，La Rosa FG，Genova EE，et al. Simultaneous activation of Kras and inactivation of p53 induces soft tissue sarcoma and bladder urothelial hyperplasia. PLoS One，2013，8（9）：e74809.

8. Vinall RL，Ripoll AZ，Wang S，et al. MiR-34a chemosensitizes bladder cancer cells to cisplatin treatment regardless of p53-Rb pathway status. Int J Cancer，2012，130（11）：2526-2538.

9. Wang C，Chen Z，Ge Q，et al. Up-regulation of p21（WAF1/CIP1）by miRNAs and its implications in bladder cancer cells. FEBS Lett，2014，588（24）：4654-4664.

10. Wang G，Zhao MJ，Liu YQ，et al. Fiber-modified adenovirus-mediated suicide gene therapy can efficiently eliminate bladder cancer cells in vitro and in vivo.

Oncotarget, 2016, 7 (44)：71710-71717.

11. Pan JG，Zhou X，Luo R，et al. The adeno-associated virus-mediated HSV-TK/GCV suicide system: a potential strategy for the treatment of bladder carcinoma. Med Oncol, 2012, 29 (3)：1938-1947.

12. Wang F，Wang Z，Tian H，et al. Biodistribution and safety assessment of bladder cancer specific recombinant oncolytic adenovirus in subcutaneous xenografts tumor model in nude mice. Curr Gene Ther, 2012, 12 (2)：67-76.

13. Zhai Z，Wang Z，Fu S，et al. Antitumor effects of bladder cancer-specific adenovirus carrying E1A-androgen receptor in bladder cancer. Gene Ther, 2012, 19(11)：1065-1074.

（曹文娟　赵有利　整理）

# 膀胱癌辅助化疗方案的优化和应用将改善
# 患者无疾病生存率和总生存率

  对于膀胱癌的术后辅助化疗，由于尚无随机大样本临床研究显示全身辅助化疗可以带来生存获益，相应的一些临床研究结论存在冲突，所以侵袭性膀胱癌中辅助化疗的地位目前仍存争议。

  尽管针对肌层浸润性膀胱癌辅助治疗的证据比不上新辅助治疗，但目前的数据提示辅助化疗可能可以延缓肿瘤复发转移，改善患者无疾病生存率和总生存率，尤其高危患者术后辅助化疗可降低 30% 的死亡率。欧洲肿瘤研究和治疗协会（EORTC）通过对 142 例 MIBC 患者 7 年的随访，术后随机不接受化疗和接受紫杉醇、吉西他滨和顺铂化疗患者的 5 年总体生存率分别为 31% 和 60%。所以对病理分期为 T2 及以下且无淋巴结或脉管受侵的膀胱癌，其复发风险较低，不建议接受术后辅助化疗。对于病理分期为 T3 及其以上，或淋巴结转移的患者，由于其高危复发，如果之前未接受新辅助化疗，推荐术后辅助化疗。至少 3 周期以顺铂为基础联合方案化疗可用于辅助治疗中。辅助化疗的方案与剂量多基于晚期尿路上皮癌化疗的相关证据。选择的方案有 CAP（环磷酰胺＋多柔比星＋顺铂）、MVAC 方案（甲氨蝶呤＋长春新碱＋多柔比星＋顺铂）、MVEC 方案（甲氨蝶呤＋长春新碱＋表柔比星＋顺铂）、GC 方案（吉西他滨＋顺铂）。

## 93. MVAC 方案（甲氨蝶呤、长春新碱、多柔比星和顺铂）

MVAC 是传统的膀胱癌标准一线治疗方案，既往临床研究表明此方案优于单药化疗方案，但其明显不良反应限制了在围手术期的应用。MVAC 的优化化疗方案即剂量密集 MVAC 化疗方案（HDMVAC），同时予以粒细胞集落刺激因子。该化疗方案的毒性作用相对较小，且在给药剂量相同的同时还能减少给药时间。一项用于比较剂量密集 MVAC 方案与标准 MVAC 方案的Ⅲ期临床研究，中位随访 7.3 年，生存率分别为 24.6% 与 13.2%，且剂量密集 MVAC 方案的耐受性更佳。所以 NCCN 指南推荐剂量密集 MVAC 方案，对传统 MVAC 方案不再予以推荐。

## 94. GC 方案（吉西他滨和顺铂）

单用吉西他滨完全缓解率高于 25%，与顺铂联合应用有协同作用。近年来 GC 方案逐渐成为局部进展和转移性膀胱癌的治疗方案。一项 GC 方案与标准 MVAC 方案比较用于晚期膀胱癌的随机对照Ⅲ期临床研究，结果显示两组客观有效率分别为 49% 与 46%，长期随访显示中位生存时间分别为 14.0 个月与 15.2 个月，中位 PFS 时间分别为 7.7 个月与 8.3 个月，均无显著差异。证实 GC 方案与标准 MVAC 方案等效，而耐受性方面，GC 方案明显优于 MVAC 方案。所以 GC 方案被认为是目前标准一线治疗方案。对于此方案，21 天或 28 天为一周期均可接受，21 天方案延迟时间短，剂量依从性可能更好。如果不能使用顺铂，可使用含卡铂或紫杉类的化疗方案。但如肾功能正常，卡铂不能代替顺铂。

## 95. 其他方案

近年来，关于紫杉类药物在膀胱癌化疗方案中的应用研究逐渐增多。紫杉醇联合顺铂、紫杉醇联合吉西他滨也在 Ⅰ / Ⅱ 期临床研究中得到疗效验证。一项Ⅲ期随机对照临床研究（ECORT30987）比较了紫杉醇联合顺铂与吉西他滨的三药联合方案（PCG）是否优于 GC 方案，结果显示客观有效率分别为 55.5% 与 43.6%，中位总生存时间分别为 15.8 个月与 12.7 个月，中位 PFS 时间为 8.3 个月与 7.6 个月，均未获得显著性差异，而 PCG 化疗组不良反应明显高于 GC 方案，因此 NCCN 指南认为患者从 PCG 方案治疗中获益有限，未予以推荐。

目前膀胱癌术后辅助化疗虽有一些数据表明其对于高危患者可改善无疾病生存率和总生存率，但仍缺乏多中心、大样本的随机双盲对照研究进一步证实其在浸润性膀胱癌中的地位。在治疗过程中，应该对患者病情充分合理评估，进行个体化治疗，联合应用相应分子标志物预测患者对化疗药物的疗效，制定优化合理的化疗策略，提高患者耐受性，以期获得更好的治疗效果。

## 参考文献

1. Bellmunt J, von der Maase H, Mead GM, et al.Randomized phase III study comparing paclitaxel /cisplatin /gemcitabine and gemcitabine /cisplatin in patients with locally advanced or metastatic urothelial cancer without prior systemic therapy:EORTC intergroup study 30987. J Clin Oncol，2012，30（10）：1107-1113.

（裴霞霞　范　宁　田俊强　整理）

# 膀胱癌患者护理要点

## *96.* 膀胱癌患者术前护理要点

（1）心理护理

患者入院后做好入院宣教。患者常会因肉眼血尿而出现紧张、焦虑、恐惧等情绪，护理人员应主动向患者解释血尿出现的原因，解除紧张恐惧等情绪；适度给患者介绍手术方式及术后有可能带来的生活习惯改变，使患者有一个心理适应期，为后续工作扫除心理障碍。

（2）饮食护理

嘱患者进食营养丰富、易消化、高蛋白、高维生素的食物。增加蔬菜、水果摄入量；增加含维生素 A 和类胡萝卜素及维生素 C 食物的摄入量；减少脂肪的摄入量。避免煎炸、辛辣、刺激性食物。增加饮水量，保持每天尿量达 2000ml 以上，使体内毒素能及时排出体外。若患者伴有血尿，应指导患者进食补血食物（表 2）。

表2　常见补血食物一览表

| 分类 | 常见食物 |
| --- | --- |
| 主食及豆类 | 紫米、黑米、黑豆、豆腐皮、豆腐干等豆制品等 |
| 肉蛋奶 | 猪肉、牛肉、羊肉、动物肝脏、肾脏、血液、鱼、虾、鱿鱼、乌贼、章鱼、蛋类、奶制品等 |
| 蔬菜 | 黑木耳、黄花菜、菠菜、胡萝卜、芹菜、油菜、番茄、藕等 |
| 水果 | 大枣、桑葚、龙眼肉、葡萄干、荔枝、樱桃、桃、橘等 |
| 其他 | 黑芝麻、松子、红糖等 |

（3）血尿护理

一般血尿患者嘱多饮水，每天水量大于2500ml，并进食补血食物；若血尿严重并伴血块，应遵医嘱行持续膀胱冲洗；遵医嘱监测血红蛋白数值，必要时给予止血及输血治疗。

（4）肠道准备护理

1）行TURBT术前肠道准备：术前禁饮食6～8小时，术日晨行一般灌肠。

2）行膀胱全切术前肠道准备

①饮食方面：术前3天进食无渣半流质或流质饮食，术前2天进食清流质饮食，术前1天禁食，术前6～8小时禁饮；适当补液及营养支持，可给予复合氨基酸、脂肪乳等静脉高营养制剂，入量为2500～3000ml，预防水、电解质失衡。

②口服抗生素：术前2天或3天给予口服肠道抗炎药，以抑制肠道细菌（如甲硝唑0.2g+硫酸庆大霉素2万单位，3次/天）；

因口服肠道抑菌药，抑制了大肠杆菌生长，致使维生素 K 的合成吸收均减少，故加服维生素 K 8mg，3 次 / 天。

③口服泻药：术前 1 天 9am 口服两袋复方聚乙二醇电解质散，并嘱患者下床活动，加快肠道蠕动以利于彻底清洁肠道；3pm 再次口服两袋复方聚乙二醇电解质散，并观察患者解便情况；晚间及术日晨行清洁灌肠以确保肠道准备干净。

## 97. 根治性膀胱全切不同术式后膀胱癌患者的共性化基础护理要点

（1）基础生命体征监测：给予心电监护及吸氧，严密观察生命体征变化。

（2）术后液体管理：严格记录 24 小时的出入量，避免出入量差值过大导致心力衰竭，必要时监测中心静脉压以指导补液；输注静脉高营养制剂时尽量用中心静脉通路输注，并严格按照药用说明用输液泵控制滴速及输注时间。

（3）各管道的护理

①双侧输尿管支架管护理：此输尿管支架管近端置于肾盂，经输尿管全段、输尿管贮尿囊，从贮尿囊引出后注明"左右"并接引流袋；此管用来收集左、右肾脏产生的尿液，减轻代膀胱压力，有利于吻合口的愈合；该管脱落后一般难以重置，故应妥善固定；该管一般留置时间为术后 2 周左右。

②盆腔或腹腔引流管：主要用于引流盆腔或腹腔的渗血渗

液；一般接负压引流装置应定时检查有无漏气，定时排放引流液，观察引流液的颜色及量并做好记录；若引流液突然增加常提示有漏尿的可能，颜色变红甚或有血凝块提示有活动性出血的可能。当引流液少于 10ml/d 时可拔除引流管。

③尿管：对于原位回肠代膀胱的患者因代膀胱的回肠黏膜分泌黏液，可能导致尿管阻塞而出现漏尿，故除行新膀胱冲洗外，应定时挤捏尿管，使其保持通畅。术后 3 周经逆行造影无漏尿和输尿管无反流等情况时即可拔管。

④肛管：防止肛管脱落、扭曲，同时注意观察肛管排气情况。

⑤鼻胃管：观察引流出胃内容物的颜色、形状，并记录引流量。一般在肛门排气后拔除。

（4）术后活动指导：术后 6～8 小时即可协助患者在床上翻身，防止下肢静脉血栓、肠梗阻、皮肤压疮等并发症的发生，术后第 1 天抬高床头 15°～30°，利于腹部伤口引流。

（5）术后饮食指导

术后饮食水，待通气后拔除胃管，由流质饮食过渡到半流质、普食；因膳食纤维丰富的蔬菜可刺激肠道蠕动，增加排便次数，有利于致癌物质中的有毒物质从大便中排出，故应多食富含膳食纤维的蔬菜（如芹菜、韭菜、白菜、萝卜等绿叶蔬菜）；给予易消化、细软的半流质食品（如小米粥、大米粥、玉米面粥、蛋羹、豆腐脑等），此类食物能够减少对肠道的刺激，易顺利通过肠腔，可防止肠梗阻的发生。

（6）其他护理：协助患者翻身拍背，必要时给予雾化吸入，以减少肺部感染的发生；注意观察伤口敷料处有无渗血渗液，及时通知医生更换敷料。

## 98. 根治性膀胱全切不同术式的膀胱癌患者个体化护理要点

（1）泌尿造口护理

1）此项护理常见于膀胱全切后尿流改道（如 Bricker 术式、输尿管皮肤造口术式）。

2）泌尿造口初步定位方法

①方法一：脐与髂前上棘连线中上 1/3 处（图 6）；

②方法二：梅式剪刀法，即将 5 号梅式解剖剪手柄横向放置于脐边缘，手柄外缘处即是定位点（图 7）；

③方法三：矩阵法，脐水平向左或右做长约 5cm 直线，脐垂直向下做长 5cm 直线，与腹直肌外侧缘围成一正方形区域，在此区域找最佳位置点；

④方法四：三点连线中心法，脐、髂前上棘、耻骨联合处三点连线构成三角形，取三角形中心点即为定位点（图 8）；

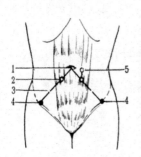
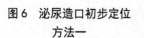
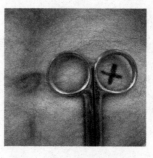
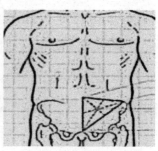

图6 泌尿造口初步定位 　图7 泌尿造口初步定位 　图8 泌尿造口初步定位
方法一 　　　　　　方法二 　　　　　　方法三

⑤选择上述方法行初步定位后，用记号笔标记定位点或定位区域。

3）理想泌尿造口的原则：理想泌尿造口的四大原则是患者在半卧位、坐位、站立位时均能看清楚造口；造口周围皮肤平整，无凹陷、瘢痕、皱褶、骨性突起；造口位于腹直肌处，以预防造口旁疝的发生；不影响患者生活习惯。结合理想造口四大原则，对初步定位的造口位置进行调整，选择出2～3个较理想的造口位置，用记号笔重新标记。术中医生根据手术具体情况，结合术前造口定位标记选择最佳造口位置。

4）术后造口观察：造口开放前用生理盐水纱布覆盖造口及周围皮肤，每2～4小时用生理盐水湿润造口周围纱布。密切观察腹壁造口黏膜血运情况，正常造口为鲜红色或粉红色、平滑湿润，外形稍水肿，高出皮肤2～3cm。如造口黏膜出血、颜色暗红或发黑，应及时汇报医师。

5）造口袋更换宣教与指导

①教会患者及家属正确更换泌尿造口袋：一般于清晨患者未饮水之前备好更换尿袋所需的用品，让患者平卧于床上，排空尿袋中的尿液，然后让患者下床，维持弯腰姿势 1 分钟，将回肠膀胱中的尿液充分排出后再平卧于床上，使腹部平坦，减少皮肤皱褶。观察造口及周围的皮肤，若皮肤上有结晶物，可用稀醋酸溶液清洗皮肤上残存的黏着物。用清水洗净造口周围皮肤后再用专用毛巾蘸干，局部清洁干燥后用适量护肤粉于造口周围皮肤，再喷 3M 无痛保护膜，最后将裁剪好的一件式泌尿造口袋洞口中央对准造口安置上去，稍微施加压力于造口周围皮肤使之粘贴牢固。

②泌尿造口袋护理注意事项：粘贴带保护皮的底板后须平躺 10 分钟以上，带保护皮的造口袋剪时应大于造口 0.2 ～ 0.3cm 以预防造口黏膜增生。若中心孔开口过大，造口与底盘之间的缝隙会残留尿液，影响底盘的黏性及造成刺激性皮炎；若中心孔开口过小，会摩擦造口黏膜引起出血。造口袋一般与引流袋联用，引流袋固定于床边，与造口袋底端连接可随时引流出尿液。应避免造口袋因尿液重力造成尿漏。造口袋一般储存不应超过 3 个月，放在通风、阴凉的地方，避免阳光和热力接触。

③泌尿造口周围皮肤不平整护理：应注意造口处皮肤不平整会经常发生尿漏，每日更换 2 ～ 3 次造口袋，护理时常规清洗造口周围皮肤，消毒切口处皮肤时应注意无菌原则，造口周围皮肤

保持干燥，造口袋底盘及皮肤不平整处涂防漏膏，快速粘贴完毕后指导平躺休息 30 分钟，配合造口袋与腹带同时使用，易渗漏处加压固定 5 分钟。

（2）代膀胱冲洗护理

①此项护理常见于膀胱全切术后原位膀胱（如回肠代膀胱术）。

②代膀胱冲洗目的：由于术后代膀胱不断分泌肠黏液，容易造成代膀胱引流管的堵塞和尿液排出不畅，给患者造成不同程度的痛苦。此外，代膀胱的堵塞还可导致患者腰部疼痛，甚至肾积水。目前临床上常规在术后第 3 天开始用生理盐水或 1∶5000 呋喃西林液或 4% 碳酸氢钠溶液进行膀胱冲洗，每日 1 ～ 2 次或间断冲洗，以保证代膀胱引流的通畅。

③代膀胱冲洗的频次：常规冲洗频率为 2 次 / 天。但有研究表明在回肠代膀胱术后，代膀胱内肠黏液的分泌量从术后第 3 天开始逐渐上升，至术后第 7 天达到高峰，第 7 天之后又逐渐回落，但并不消失。故应根据代膀胱内肠黏液的分泌量相应增加膀胱冲洗次数，冲洗频率可增加至每日 3 ～ 4 次甚至更多，以及时引流出代膀胱内的肠黏液，防止黏液聚积导致代膀胱堵塞。随着术后时间的延长，肠黏液分泌量的逐渐下降，可适当减少膀胱冲洗次数，直至恢复到常规要求的次数。

④代膀胱冲洗的冲洗压及滴速：冲洗袋高度略高于患者膀胱位置 10cm 左右，以低压（20 ～ 30cmH₂O）缓慢冲洗。冲洗量每

次 500 ～ 1000ml，至冲洗液澄清后停止。

⑤患者宣教及指导：告知患者在冲洗期间不能私自调整冲洗袋的高度及冲洗液的滴速。

（3）新膀胱功能锻炼

1）此项护理常见于膀胱全切术后原位膀胱（如回肠代膀胱术、乙状结肠代膀胱术）。

2）新膀胱功能锻炼原因及目的：因新膀胱并不具有原膀胱的生理特性、解剖结构和充盈感觉。术后早期会出现无法自主控尿。故术后常见的尿失禁、控尿不全、排尿困难等并发症均严重影响患者的生活质量。通过系统新膀胱功能训练，改善排尿、控尿情况，提高患者的生活质量。

3）新膀胱功能系统锻炼法：新膀胱功能系统锻炼法主要包括储尿功能训练、尿意训练、控尿功能训练、排尿功能训练 4 个方面，具体方法如下。

①储尿功能训练要点：膀胱的储尿功能是建立在膀胱有充盈感觉的基础上，由膀胱逼尿肌和尿道括约肌共同协调控制的。由于原位肠代膀胱缺乏这一感觉，所以患者须通过循序渐进地感受代膀胱储存尿液的感觉来训练其储尿功能，此训练需要计时和计量。储尿功能训练须在拔除输尿管支架管后，及明确新膀胱吻合口无漏尿的前提下方可进行。开始储尿功能训练后分留置尿管期（期Ⅰ）、拔除尿管后（期Ⅱ）两个时间段进行。留置尿管期（期Ⅰ）训练方法：训练首日每小时开放尿管 1 次并记录尿量，此后每天

递增半小时开放尿管，逐步过渡到每 2～3 小时开放尿管 1 次后维持，计算出单次尿量在 250ml 左右所需的最适时间间隔。拔除尿管后（期Ⅱ）的训练方法：告知患者排尿间隔时间尽量大于或等于确定的最适间隔时间，睡前 2 小时减少饮水量，夜间使用闹钟叫醒，每 4 小时排尿 1 次。

②尿意训练：由于切断了支配原膀胱的神经且肠代膀胱无逼尿肌，已经丧失了相当部分的生理排尿反射。为了建立新的生物反馈模式，使代膀胱产生新的生理性排尿反射，在储尿功能训练期间让患者逐渐感受并形成代膀胱的充盈感觉，开放尿管时指导患者做蹲厕所的姿势，用以往排尿的意念有意识地参与被动排尿的过程，使其产生排尿感和排空感，避免拔除尿管后担心不能自行排尿的心理应激反应，起到主动排尿的效果。

③控尿功能训练：术前教会患者掌握 Kegel 盆底肌训练方法，即指导患者有意识地对以耻骨、尾骨肌肉群（即肛提肌）为主的盆底肌肉群进行自主性收缩训练，以增强盆底支持张力进而增加尿道的阻力，达到加强控尿能力的目的。每日训练 3～5 遍，每遍要求收缩 100 次以上，每次收缩后保持 3～4 秒；术后拔除尿管后继续进行盆底肌训练，训练方法同术前；此训练需要坚持至少 6 个月。

④排尿功能训练：正确使用膈肌和腹肌收缩产生的腹压对促进排尿尤为重要。现介绍两种方法如下：a. 挤压膀胱排尿法，欲排尿时取端坐位，用单手或双手四指压迫耻骨上区或耻骨后区

压迫膀胱体并随其逐渐下降，使膀胱内压持续升高到一定压力后外括约肌开放，即出现排尿。b. 屏气法，用力吸气后屏气的同时收缩腹肌，腹内压会增高，压迫膀胱即出现排尿。随着代膀胱容量减少代膀胱逐渐下降，用掌心向下环形按摩 5 分钟左右，膀胱顶部下降至耻骨联合水平时用四指向下轻压膀胱起到刺激和压迫膀胱排尿的作用，同时用手交替保护双侧腹股沟区避免发生腹股沟疝。

膀胱癌患者因选择的术式不同致使术后护理的侧重点大相径庭。故而术前做好医护沟通以了解患者所选术式，掌握各术式的护理要点，使护理人员对术后患者的护理做到心中有数、有的放矢。

## *99.* ERAS 在膀胱癌的外科治疗中逐渐得到应用

加速康复外科（enhanced recovery after surgery，ERAS）是近年来发展起来的以在围手术期减少患者的应激反应、降低并发症的发生、加速术后康复、缩短住院时间为目的的一系列方法和手段。其概念最早由丹麦外科医师 Kehlet 提出，涉及多学科的交互协作，包括外科术式的改良、良好的麻醉管理及科学的护理模式。随着 ERAS 在各外科领域的推广，其在泌尿外科尤其是膀胱癌的外科治疗中逐渐得到应用。

严格的术前评估是施行 ERAS 的基础，对符合条件的患者应尽早进入 ERAS 的标准流程。严密的术前准备同样是重要的环节，对于拟实施外科手段治疗膀胱癌的患者，应严格掌握手术适应证，排除手术禁忌，根据患者的病情及意愿选择合适的手术方式是 ERAS 得以实现的有力保障。医护应充分考虑到患者的紧张情绪对手术可能产生的负面影响，故谈话和宣教时应着力消除患者的心理应激，以利于 ERAS 的开展。传统的手术要求术前禁食 8 小时，禁饮 4 小时，并进行肠道准备，目前研究认为上述做法并未增加手术成功率或降低并发症的发生，反而可能对手术不利，ERAS 推荐术前 6 小时禁食固体食物，术前 2 小时禁饮，必要时口服泻药（复方聚乙二醇电解质散）来替代传统灌肠，可明显减轻患者的饥饿和饥渴感，提高舒适度以利于手术的进行。此外，术前使用弹力袜或低分子肝素、锻炼呼吸功能、使用预防性抗生素及预防性镇痛也是 ERAS 术前准备的重要组成部分。

手术方式要根据患者的具体情况选择创伤较小的方式，手术过程中要注意尽量减少创伤应激、缩短手术时间，并不断创新术式以适应 ERAS 的需要。合理的麻醉选择至关重要，全身麻醉或联合硬膜外阻滞麻醉均为可选择的麻醉方式。术中护理注意加强人文关怀，保持患者体温，如输注加温的液体（在经尿道手术中冲洗液也需加温），避免低体温的出现。

术后应鼓励患者在病情许可的情况下早期下地活动，ERAS 的成功与否与术后 1 ～ 3 天是否早期下地活动密切相关。早期的进食与胃肠功能恢复也是关键，ERAS 建议患者在术后麻醉苏醒后可开始尝试饮用少许清水，术后 4 小时鼓励患者进食，进水量及进食量根据耐受情况及时调整。术后良好的镇痛是患者早期下床活动的有力保证，可根据患者情况选择相应的药物进行镇痛。留置导管的管理，术后应在病情许可的情况下尽早拔除导尿管和引流管，有循证医学证据表明，术后留置引流与并发症的发生无直接关联，留置时间过长会增加感染的风险并影响患者早期下床活动。经过严格的评估后可准予患者出院并做好出院后的随访工作是 ERAS 流程的最后一环。ERAS 的理念应贯穿于膀胱癌外科治疗的始终，并且应根据患者的个体情况来进行，最终使患者的获益达到最大化。

## 参考文献

1. 陆皓，王养民，乔够梅. 泌尿外科专科护士手册. 北京：人民军医出版社，2015.

2. Pengelly S, Reader J, Jones A, et al. Methods for siting emergency stomas in the absence of a stoma therapist. Ann R Coll Surg Enql，2014，96（3）：216-218.

3. 胡爱玲，郑美春，李伟娟. 现代伤口与肠造口临床护理实践. 北京：中国协和医科大学出版社，2010.

4. 王敏，钱卫红. 输尿管回肠皮肤造口术前造口定位的方法及效果. 解放军护理杂志，2013，30（10）：66-67.

5. 孔桃红，张巧珍，凌冬兰，等. 21 例子宫膀胱全切原位乙状结肠代膀胱患者膀胱功能训练的护理. 中华护理杂志，2012，47（4）：306-308.

6. Gustafsson UO, Scott MJ, Hubner M, et al. Guidelines for Perioperative Care

in Elective Colorectal Surgery：Enhanced Recovery After Surgery (ERAS®) Society Recommendations：2018. World J Surg，2018.

7. Pang KH, Groves R, Venugopal S, et al. Prospective Implementation of Enhanced Recovery After Surgery Protocols to Radical Cystectomy. Eur Urol，2017.

8. 张学宝，张其强，赵海卫，等. 加速康复外科在泌尿外科的临床应用进展. 微创泌尿外科杂志，2018，7(3)：145-148.

（王 娟 范 宁 整理）

# 膀胱癌患者的随访原则

膀胱肿瘤复发的治疗是泌尿外科临床工作的重点内容，早期发现肿瘤复发是保证患者良好生存质量的关键。目前，膀胱镜检查仍然是随访复查的主要方法，尿细胞学及尿中肿瘤标志物的检查由于灵敏度及特异性等原因，尚不能取代膀胱镜检查。膀胱镜检查具有创伤性，患者会有一定的痛苦，心理负担大的患者往往不能坚持，导致延误发现肿瘤复发，直接影响预后。

膀胱癌患者治疗后随访的目的是尽早发现局部复发和远处转移，如果有适应证且有可能，应及早开始补救治疗。膀胱癌患者的随访方案目前无前瞻性对照研究证据支持，应该根据预后评估和所采取的治疗方式（如 TURBT、膀胱切除术、尿流改道方式等）来制定。

## 100. 目前膀胱镜检查在非肌层浸润性膀胱癌的随访中仍然是金标准

在非肌层浸润性膀胱癌的随访中，膀胱镜检查目前仍然是金标准，泌尿外科医师应该尽可能地帮助患者克服恐惧心理并接受膀胱镜检查。同时，一旦发现异常则应该行病理活检。B超、尿脱落细胞学以及IVU等检查在非肌层浸润性膀胱癌的随访中亦有一定价值，但均不能完全代替膀胱镜检的地位和作用。

所有的非肌层浸润性膀胱癌患者都应该在术后3个月接受第一次膀胱镜检查，但是如果手术切除不完整、创伤部位有种植或者肿瘤发展迅速则需要适当提前。以后的随访应根据肿瘤的复发与进展的危险程度决定。一旦患者出现复发，则治疗后的随访方案须重新开始。

推荐意见：

①所有患者应以膀胱镜为主要随访手段，在术后3个月接受第一次复查。

②低危肿瘤患者如果第一次膀胱镜检阴性，则9个月后进行第二次随访，此后改为每年1次直至5年。

③高危肿瘤患者前2年中每3个月随访一次，第3年开始每6个月随访1次，第5年开始每年随访1次直至终身。

④中危肿瘤患者的随访方案介于两者之间，由个体的预后因素决定。

## 101. 根治性膀胱切除术后的随访重点包括肿瘤复发和与尿流改道相关的并发症

膀胱癌患者接受根治性膀胱切除术和尿流改道术后必须进行

长期随访，随访重点包括肿瘤复发和与尿流改道相关的并发症。

根治性膀胱切除术后肿瘤复发和进展的危险主要与组织病理学分期相关。局部复发和进展以及远处转移在手术后的前 24 个月内最高，24 ～ 36 个月时逐渐降低，36 个月后则相对较低。肿瘤复发通过定期的影像学检查很容易发现，但是间隔多长时间进行检查仍然存在着争论。有学者推荐 pT1 期肿瘤患者每年进行一次体格检查、血液生化检查、胸部 X 线片检查和 B 超检查（包括肝、肾、腹膜后等）；pT2 期肿瘤患者 6 个月进行一次上述检查，而 pT3 期肿瘤患者每 3 个月进行一次。此外，对于 pT3 期肿瘤患者应该每半年进行一次盆腔 CT 检查。需要特别指出的是，上尿路影像学检查对于排除输尿管狭窄和上尿路肿瘤的存在是有价值的，上尿路肿瘤虽然并不常见，但是一旦发现往往需要手术治疗。

根治性膀胱切除术后尿流改道患者的随访主要包括手术相关并发症（如反流和狭窄）、替代物相关代谢问题（如维生素 $B_{12}$ 缺乏所致贫血和外周神经病变）、尿液贮存相关代谢问题（水、电解质紊乱）、泌尿道感染以及继发性肿瘤问题（如上尿路和肠道）等方面。

推荐意见：

①根治性膀胱切除术后患者应该进行终身随访。

②随访间隔：pT1 期每年一次，pT2 期每 6 个月一次，pT3 期每 3 个月一次。

③随访内容应包括体格检查、血液生化检查、胸部 X 线片检查和 B 超检查（包括肝、肾、腹膜后等）。对于 pT3 期肿瘤患者可选择每半年进行一次盆腔 CT 检查。可选择上尿路影像学检查以排除输尿管狭窄和上尿路肿瘤的存在。

④尿流改道术后患者的随访主要围绕手术相关并发症、代谢并发症、泌尿道感染以及继发性肿瘤等几个方面进行。

## 参考文献

1. 那彦群. 中国泌尿外科疾病诊断治疗指南. 北京：人民卫生出版社，2014.

2. Dobruch J，Daneshmand S，Fisch M，et al.Gender and Bladder Cancer：A Collaboratice Review of Etiology，Biology，and Outcomes.Eur Urol，2016，69(2)：300-310.

3. Spiess PE，Agarwal N，Bangs R，et al.Bladder Cancer，Version 5.2017，NCCN Clinical Practice Guidelines in Oncology.J Natl Compr Canc Netw，2017，15(10)：1240-1267.

4. Babjuk M，Böhle A，Burger M，et al.EAU Guidelines on Non-Muscle-invasive Urothelial Carcinoma of the Bladder：Update 2016.Eur Urol，2017，71(3)：447-461.

5. Chang SS，Bochner BH，Chou R，et al.Treatment of Non-Metastatic Muscle-Invasive Bladder Cancer：AUA/ASCO/ASTRO/SUO Guideline.J Urol，2017，198(3)：552-559.

（盖琼艳　范　宁　整理）

# 膀胱癌放疗

根治性膀胱切除术是高分期、肌层浸润性膀胱癌（MIBC）的标准治疗手段，然而这种术式创伤大、术后并发症发生率高，尤其是易丧失自主排尿功能，术后患者生活质量明显下降，术后 5 年生存率为 59% ～ 67%，无复发生存率为 56% ～ 71%。故多数患者对手术治疗有一定程度的排斥。因此，寻找一个既能保留膀胱功能，又与根治性切除术疗效相近的治疗方法尤为迫切。我国泌尿外科医生多数主张采取根治性膀胱切除术，而在英国、美国及加拿大等地，对于膀胱癌患者，更多的是推行保留膀胱功能的治疗策略，主要是通过根治性放疗和密切随访，其患者 5 年生存率可达 40%。

根治性放疗成为肌层浸润性膀胱癌患者另一可行的选择方案，可在不降低生存期的同时保持其良好的泌尿生殖功能。现代肿瘤治疗的新观念改变了对肿瘤根治手术的根本态度，认为对于肿瘤的治疗不仅要达到控制疾病的目的，而且要注重治疗后患者的长期生活质量。因此，根治性放疗成为肌层浸润性膀胱癌患者另一可行的选择方案，可在不降低生存期的同时保持其良好的泌尿生殖功能。然而，尽管有很多关于根治性放疗治疗膀胱癌预后良好的报告，但是外科医生仍然会怀疑保留膀胱在一定程度可降低患者的生存期。龚虹云等的 Meta 分析表明了根治性放疗和根治性手术治疗肌层浸润性膀胱癌后生存率差异无统计学意义。因此，对于膀胱癌患者而言，根治性放疗作为首选治疗是安全有效的。与此同时，膀胱癌在老年人群中的发病率逐渐增高，而老年患者身体状况较差，常因存在其他疾病而不能耐受手术，因此推荐根治性放疗作为老年膀胱癌患者的首选治疗手段。根治性放疗不会降低患者的生存期，且能维持正常膀胱功能，提高了患者生存质量。标准的放疗计划是包括全膀胱和肿瘤边缘 2 ～ 3cm，初始放疗剂量为 40 ～ 60Gy，然后可根据患者反应情况酌情对肿瘤边缘加量。此外，治疗肌层浸润性膀胱癌时还存在一个主要问题，即有 40% ～ 60% 的患者在诊断后 1 ～ 2 年会出现远处转移。微小病灶转移被认为在处理局部病灶的同时已经存在，而通过有效的全身性的系统化疗能显著提高患者的生存率。因此，建议将根治性放疗作为初始治疗手段，同步配以全身系统化疗方案。根治性放疗联合化疗治疗肌层浸润性膀胱癌的患者完全反应率可达 65%，平均 5 年生存率在 50% 左右。此外，治疗后还应定期进行膀胱镜的复查，以便早期发现肿瘤的局部复发从而进行补救，进而延长患者的生存期。随着现代放疗技术的不断发展，以及一些新的化疗药物的开发与引进，我们期望通过放化疗与手术的综合应用来提高浸润性膀胱癌的局部控制率，消灭微转移灶，防止肿瘤细胞的术中种植，提高总体生存率。

## 102. 膀胱癌术前放疗的作用尚存争议

为了降低膀胱癌全切术后的局部复发率，提高总生存率，自 20 世纪 70 年代起，术前放疗开始用于浸润性膀胱癌的治疗。其原因是三维适形放疗和肿瘤的形状较为一致，肿瘤区剂量辐射高，使得肿瘤在接受高剂量照射的同时，避免了对周围正常组织和器官造成不必要的影响，从而提高肿瘤杀死率，减少正常组织的毒副反应。膀胱癌术前放疗的目的包括：缩小肿瘤体积、降低分期、减少膀胱全切术后的局部复发率、减少远处转移率、提高生存率等。然而，30 多年的临床试验表明，目前，膀胱癌术前放疗的作用尚存争议，但支持的报道较多。安德森肿瘤中心等对于 T13 期肿瘤回顾性分析显示，T3 期术前放疗与未放疗的肿瘤降期率分别为 57% 和 7%，cT3 期则为 59% 和 0，且肿瘤降期的患者有更长的无进展生存率（progression free survival，PFS）。Diaz 等的回顾性分析也认为术前放疗能够降低 cT2b 期、T3 期总死亡率。另一放疗剂量研究显示，给予 T3 期膀胱癌患者 > 40Gy 的术前照射剂量，经 4 ~ 6 周后行膀胱切除术，能使 73% 的患者肿瘤降期，并提高肿瘤的局部控制率；92 例 T3b 期患者术前给予 50Gy/25F 放疗与 43 例行单纯根治性膀胱切除术患者的 5 年局部控制率分别为 91% 和 72%（$P = 0.003$），特别是对于放疗后完全缓解（complete response，CR）的患者，T3b 期的生存率亦有提高。所以，术前放疗在总生存率（OS）、无病生存率（DFS）和无远处转移率方面均有获益。然而，Skinner 等对 97 例高分期 MIBC 患者给予 16Gy/4F 放疗后马上行根治性膀胱切除术，这与 48 例病理分期相近且仅接受根治性膀胱切除术的患者相比，两组生存率、局部控制率及远处转移率并无明显区别。另一项包含 5 个随机对照研究的 Meta 分析也显示，对于 MIBC，术前放疗与未放疗的两组患者在 3 年、5 年生存率方面无统计学差异。另一个入组 140 例患者的Ⅲ期试验也得出了与上述研究相似的结果。所以，以上结果不支持对 MIBC 患者常规使用术前放疗。然而，Parsons 和 Million 通过分析已发表的回顾性研究和 6 个前瞻性随机研究发现，许多研究中用接受根治性膀胱切除术的病理 T3 期患者，与术前放疗再加手术的临床 T3 期患者进行比较，这忽略了一个重要的事实，就是术前放疗能使 2/3（44% ～ 82%）患者的原发肿瘤降期，并能使 1/3（14% ～ 43%）患者的肿瘤在手术切除标本中完全消失。因此，分析者对研究结果提出了异议，认为对 T3 期患者术前放疗再加根治性膀胱切除术与单纯手术相比，其 5 年生存率提高了 15% ～ 20%，且推荐术前放疗剂量是 40 ～ 50Gy，单次剂量为 2Gy，在放疗结束后 4 ～ 6 周接受手术治疗。综上所述，术前放疗能否作为尿路上皮癌的常规治疗手段尚需进一步临床试验加以证明。

### 103. 术中放疗对于一些要求保留膀胱或无法进行根治性手术的浸润性膀胱癌患者来说是一种理想的治疗选择

术中放疗是指在手术过程中用放疗设备对原发肿瘤瘤床、残存灶和淋巴引流区等部位施行近距离单次大剂量照射的一种放疗方法。由于术中放疗可以在直视下确定受照射的位置和范围，并对临近正常或敏感组织加以妥善保护，因而可准确地对病灶给予大剂量的照射，又避免了对正常和敏感组织的严重损伤。术中放疗的临床适应证随着设备的不断进步得到扩展，其作用机制主要有以下几点：①射线的高能粒子可直接破坏肿瘤细胞的结构，导致肿瘤细胞死亡。在相同剂量的作用下，单次性照射的生物效应最大，即单次照射比分次照射同样剂量更易造成细胞核中 DLVA 链断裂、染色体损伤、高分子合成或结构完整性被破坏，因此术中放疗比单纯放疗对肿瘤细胞有更大的杀伤力。②射线能使肿瘤细胞有丝分裂期延迟，使其停留于细胞周期中的 C2 期，丧失了增殖能力。在术中放疗时大剂量的射线照射将使大量肿瘤细胞中 DNA 分子损伤而丧失再增殖能力，并最终导致肿瘤细胞死亡。③术中放疗时高能射线通过对肿瘤细胞内有机分子的直接和间接效应产生有机自由基（R·），以及有机过氧化物自由基（RO2·），通过一系列反应，破坏细胞的膜结构，或与 DNA 分子作用，使 DNA 分子断裂、碱基互换、基因突变，进而导致肿瘤细胞的代谢、增殖受到严重干扰而死亡。术中放疗后不良反应相对较轻,有血尿,放射性膀胱炎,白细胞下降等,未见出现肾盂积水,输尿管狭窄,放射性肠炎等并发症。丁锡奇等在对 37 例肌层浸润性膀胱癌术中放疗长期随访研究后认为,术中放疗有以下优点:①术中放疗在外科手术切除肿瘤后直接针对靶区进行照射,避免了术后进行外照射的等待时间,可避免由此造成的残余亚临床病灶的增殖,同时缩短了治疗疗程。②与常规外照射(ERBT)相比,术中放疗可精确设定照射野,直接破坏无法切除和术后残留的肿瘤组织,生物学效应是同剂量分次体外照射生物效应的 1.5 ~ 2.5 倍。③术中放疗将正常组织及脏器排除在外,使周围正常组织避免损伤,减少并发症。④保留了膀胱正常排尿功能,患者生活质量明显提高。根据现代肿瘤治疗的新观点,对于肿瘤的治疗不仅要达到控制疾病的目的,还要注重治疗后患者长期的生活质量。因此,术中放疗对于一些要求保留膀胱或无法进行根治性手术的浸润性膀胱癌患者来说,不失为一种理想的治疗选择。

## 104. 术后放疗可以降低复发风险

术后放疗能在明确病理分期的基础上,给予局部复发风险高的患者辅助治疗,以降低复发风险。美国放射肿瘤协作组(Radiation Therapy Oncology Group,RTOG)的一项 Ⅱ 期临床研究陆续报道了 29 例和 92 例 T23 高分期膀胱癌患者接受术前 5Gy 和术后 45Gy/5 周放疗，3 年生存率是 78%，盆腔复发率为 0；T2、T3a、T3b 期患者的 4 年生存率分别是 68%、78%、57%，且患者均耐受良好。另一项 263 例的随机研究结果也显示，术后放疗能够提供膀胱癌根治术 pT34 期患者的 5 年 DFS 和局部空置率。Yasser 等对 170 例局部晚期膀胱癌患者进行回顾性分析，其中 92 例患者术后接受盆腔淋巴引流区及术后瘤床区 50Gy/25F 的放疗，切缘阳性率高达 68%，建议对于高危患者可选择行术后放疗。

## *105.* 姑息性放疗可起到迅速止血和缓解疼痛的作用

对于高龄或有严重禁忌证的 MIBC 患者，难以实施放化疗保留膀胱治疗或根治性膀胱癌切除术治疗，可针对患者伴随的肿瘤相关症状，如疼痛、肉眼血尿、尿频、排尿困难等给予局部短程放疗（7Gy×3 天；3～3.5Gy×10 天），从而起到迅速止血，缓解疼痛的作用。

根治性膀胱切除术目前仍是治疗 MIBC 患者的首选治疗，但是接受 TURBT 联合同步放化疗这种三联治疗方法为 T2～4a 期不能行根治性手术和希望保留膀胱的患者提供了另外一种可行且合理的选择。对于 T3 期患者行术前放疗可提高生存率，对于根治性膀胱癌切除术后有高危因素的患者仍需行术后放疗，一般状况较差的高龄患者，姑息性放疗也可取得较好的疗效。

## 参考文献

1. Lin T，Fan X，Zhang C，et al. A prospective randomised controlled trial of laparoscopic vs open radical cystectomy for bladder cancer: perioperative and oncologic outcomes with 5-year follow-up T Lin et al. Br J Cancer，2014，110（4）：842-849.

2. Kitamura H，Tsukamoto T，Shibata T，et al. Randomised phase III study of neoadjuvant chemotherapy with methotrexate，doxorubicin，vinblastine and cisplatin followed by radical cystectomy compared with radical cystectomy alone for muscle-invasive bladder cancer: Japan Clinical Oncology Group Study JCOG0209. Ann Oncol，2014，25（6）：1192-1198.

3. 龚虹云，宋启斌，胡伟国，等 . 根治性放疗与根治性手术治疗肌层浸润性膀胱癌的 Meta 分析 . 中国肿瘤，2013，22（8）：671-675.

4. Liedberg F，Holmberg E，Holmäng S，et al. Long-term follow-up after radical cystectomy with emphasis on complications and reoperations: a Swedish population-based survey . Scand J Urol Nephrol，2012，46（1）：14-18.

5. Diaz DA，Pollack A，Reis IM，et al. Neoadjuvant Radiotherapy Improves Survival in Patients With T2b/T3 Bladder Cancer: A Population- Based Analysis. Clin Genitourin Cancer，2015，13（4）：378-384.

6. 丁锡奇，向从明，李光，等 . 肌层浸润性膀胱癌术中放疗的疗效及安全性 . 江苏医药，2014，40（5）：540-542.

7. Bayoumi Y，Heikal T，Darweish H. Survival benefit of adjuvant radiotherapy in stage III and IV bladder cancer: results of 170 patients. Cancer Manag Res，2014，6: 459-465.

8. 路娜，王雅棣.放射治疗在肌层浸润性膀胱癌治疗中的应用.癌症进展，2016，2:98-105.

（胡微薇　范　宁　田俊强　整理）

# 女性膀胱癌根治与尿流改道应注意的问题

　　经典膀胱癌根治术的切除范围在女性应包括膀胱及周围脂肪组织、输尿管远端、子宫、阴道前壁、附件并行盆腔淋巴结清扫术。如果肿瘤侵犯尿道、女性膀胱颈部或术中冰冻发现切缘阳性，则需行全尿道切除。尿流改道对于接受根治术的患者来说极为重要，它密切影响着患者术后的生活质量。过去采用非可控性尿流改道，术后患者需终生配戴集尿袋或间歇自行导尿，严重地降低了患者的生活质量。术后保留尿道并且利用肠道构建原位新膀胱可明显改善患者的生活质量。以往的观念认为女性的尿道短且无明确的尿道外括约肌，因此，原位尿流改道手术曾被视为女性膀胱癌根治术的禁忌。20 世纪 80 年代末，原位排尿尿道改道术式开始应用于女性膀胱癌根治术后的患者。Chang 等对 25 例女性患者采用原位回肠新膀胱的尿流改道方式，经随访 6 年，尿控结果满意。其他一些学者也得到了类似的结果。原位膀胱重建

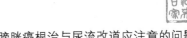

正逐渐成为女性膀胱癌患者接受根治术后的理想尿流改道术式。

尿流改道方式与术后并发症相关，尿流改道方式的选择需要根据患者的具体情况，如年龄、伴随疾病、盆腔手术史等，并结合患者的要求及术者经验慎重选择。"去管化重建"可控膀胱术，手术过程复杂，术后依赖间歇导尿，且术后易发生上尿路感染，抗反流机制丧失后易引起肾积水或尿溢出等并发症，严重影响患者的生活质量。"去带重建"可控膀胱术，不仅可满足新膀胱"低压力、大容量、高顺应性"的要求，还简化了对肠管的操作，缩短了手术时间。目前国内多采用原位回肠新膀胱术、去带乙状结肠新膀胱术、去带盲结肠新膀胱术等，但对于采用何种肠管替代膀胱目前仍有不同方法和意见。临床上应用较为广泛的术式为原位回肠新膀胱术。原位回肠新膀胱术主要手术方法有：① Hautmann 术式，即将回肠做成"W"形，然后形成储尿囊。② Studer 术式，即利用一段回肠做输入袢，其输入端与输尿管吻合，通过输入回肠袢的顺蠕动使尿液流向低压的储尿囊。③半Kock 新膀胱，只保留 Kock 储尿囊的输入支，并使之与输尿管吻合，储尿囊直接与尿道吻合。④ T 形回肠新膀胱使输入回肠袢有一段包埋在储尿囊囊壁外的浆膜隧道之中，这样当膀胱内压力增大时，膀胱内的压力便能够使这段肠管压瘪而产生抗反流作用。去带盲结肠新膀胱术在术中需游离并截取约 15cm 的盲升结肠及8cm 末段回肠，切断盲升结肠的前结肠带和网膜结肠带，建成储尿囊。去带乙状结肠新膀胱术在术中需截取带系膜蒂乙状结肠

15～25cm，纵行剖开肠管，平铺后垂直与结肠带间隔 1cm 切断肠管肌层，折叠缝合肠管壁形成代膀胱。

女性患者在根治术后的尿流改道涉及解剖、生理、内分泌等诸多因素。任何一方面的缺陷都可能导致尿失禁、控尿过度或储尿囊阴道瘘。正确了解女性在解剖、生理、内分泌等方面的特点有助于完善膀胱癌根治术后的尿流改道。

膀胱颈、尿道、外括约肌、周围肌肉和筋膜组成了尿道内在控尿机制，盆内筋膜、盆底及尿道相邻脏器则是尿液控制阻力因素中的支持因素。从解剖学上来看，女性的膀胱颈肌纤维都有别于膀胱逼尿肌纤维。女性的膀胱逼尿肌由具有关闭功能的小直径肌束组成，斜向或纵向延伸至尿道壁并与尿道平滑肌纤维相连。膀胱颈、膀胱三角区或者是相关的环状组织具有括约肌功能，他们延伸分布至膀胱底、颈和近端尿道，与横纹括约肌、盆腔内其他器官、支持组织共同参与尿液的控制。因而长期以来，膀胱颈和足够长的近端尿道被认为是女性维持控尿所必需的。但是，近来研究表明，女性行膀胱及近端尿道切除、原位尿流改道术后，仍能正常控尿，并能排空储尿囊。甚至有学者认为只要保留女性患者下半部尿道及其神经支配即可达到满意的控尿效果。

女性的尿道由三层组织组成，从外向内依次为：由平滑肌和纹状肌弹性组织组成的纤维肌肉鞘，海绵状血管组织，充满皱褶的黏膜。原位尿流改道术后的控尿取决于储尿囊的压力与尿道阻力因素之间的平衡，尿道壁的弹性纤维和黏膜产生的阻力是女性排尿控制的机制之一。故手术时应当避免损伤保留的尿道，以免影响患者术后的控尿。目前的研究表明，女性尿道中下 1/3 有来自自主神经支配的平滑肌和躯体神经支配的横纹肌组织构成所谓的尿道横纹肌复合体，是女性重要的控尿机制。横纹括约肌是独立的形态学单位，与盆底其他肌肉不相连，在女性分布于尿道全长，在中 1/3 最厚并环绕全尿道，在尿道远、近端腹侧则缺如，在横截面上呈"Ω"形状。在尿道中 1/3 可见到平滑肌纤维与纹状肌纤维交错移行，远侧则主要是纹状括约肌。Stein 等的研究表明，原位尿流改道术后，尽管患者的功能性尿道长度缩短了 1.3cm，最大尿道压下降了 12cmH$_2$O，但有效控尿率仍能达到 72.7%，同时荧光尿动力学检测结果证实正位排尿的女性新膀胱患者由此肌控尿。他们认为要使尿道完全去神经化实际上是不可能的，手术时切除了支配尿道平滑肌的交感神经，但副交感神经仍是被保留的，且女性患者膀胱全切时，近端尿道的控尿机制已被去除，术后重建尿道的控尿仅仅靠阴道神经支配的横纹括约肌。据此他们提出女性膀胱全切后的原位尿流改道中只需保证横纹括约肌及其神经支配不受损，即可达到满意的控尿。

女性尿道的支撑组织包括随意肌（盆膈和会阴部肌肉）和结缔组织两部分。盆内筋膜作为重要的结缔组织，充满了上至腹膜下至肛提肌之间的间隙，在局部增厚形成韧带，加强对相应器官的支撑作用。Stein 等强调手术时尽量保存尿道的支持组织，尽可能多保留尿道盆壁筋膜和尿道周围血管有助于术后控尿。在保证完整切除肿瘤的前提下，保存阴道前壁和耻骨尿道韧带，可降低阴道前壁和盆内脏器脱垂的概率，而且阴道前壁的保留，也保证了尿道括约肌的主要成员阴道尿道括约肌不受损，同样有助于术后的尿控。

较之横纹括约肌，另外一些学者更强调尿流改道术中对盆神经、阴部神经的保留。Hollabaugh 等的解剖学结果表明，尿道括约肌接受来自于盆丛的盆神经和阴部神经盆内分支的双重支配。盆丛由盆神经干和腹下神经干发出神经节交织而成。盆丛的远端和腹侧向子宫颈侧方延伸，与子宫动脉、输尿管关系密切，其发出的自主神经纤维支配盆腔脏器。阴部神经分为会阴神经、直肠下神经、阴蒂背神经 3 支，其终支分为细小的数支支配横纹括约肌。Stenzl 和 Cancrini 等认为对女性患者而言，膀胱根治术中保留神经盆神经，对女性术后的尿液可控是非常重要的。方克伟等的经验是尽可能靠近膀胱颈口切断尿道并且要紧贴壁层分膀胱颈，同时注意保护膀胱颈和阴道侧壁走行的盆神经丛。切断尿道后应紧贴膀胱，在膀胱和阴道间分离，避免电灼和大范围结扎。

女性原位尿流改道手术后肿瘤尿道复发问题一直备受关注。正确认识女性膀胱全切后尿道复发的可能性及复发的危险因素，对女性膀胱全切后施行原位尿道改道是很重要的。女性患者原位尿流改道术后尿道复发率文献报道为 1.4%，低于男性，原因为女性随年龄增长上皮分化程度亦增加。60 ～ 70 岁时鳞状化生几乎遍及整个尿道及膀胱三角。肿瘤高级别、多中心复发、肿瘤累及膀胱颈等都是尿道复发的高危病理学因素，但如果以这些因素作为排除标准将会有大部分尿道未受累的女性患者不能受益于原位尿流改道。即使膀胱颈受累的患者，仍有一半的患者其尿道是正常的，而此类患者是原位尿流改道的潜在受益者。最可靠的处理是术中行尿道远端切缘的快速冰冻病理切片来评估残留尿道的情况，决定能否行原位尿流改道。考虑到肿瘤有存在跳跃转移的可能，因此对膀胱颈正常的患者，术中行尿道远端切缘的快速冰冻病理切片检查仍然是必要的。近年对女性控制排尿机制的研究不断取得了新进展，同时病理学研究证明保留的尿道肿瘤复发率低，保留尿道的膀胱全切是符合肿瘤根治原则的，正是基于以上这两方面，使女性全膀胱切除时能安全保留尿道及周围的括约肌功能。Stein 等报道的 34 例女性行保留尿道括约肌功能的全膀胱切除术后进行了原位膀胱术重建，日间和夜间可控排尿分别达到88% 和 82%。有学者认为大部分女性患者保留尿道的膀胱全切并不会带来复发的后果，是适合行原位尿流改道的。Oberneder 等甚至认为使患者有一个良好的生活状态，即使是局部肿瘤发展如能再切除仍推荐行原位尿流改道。因此，只要尿道及膀胱颈病理检查无肿瘤浸润，保留尿道的女性根治性膀胱切除是安全的，符合肿瘤根治原则。若肿瘤远离膀胱三角区，可施行解剖性前盆腔脏器清除术，保留阴道、尿道及阴蒂的神经血管束，既保存正常性功能，又保证有功能良好的尿道做新膀胱术，同时可减少术后贮尿囊阴道瘘的发生。

随着女性控尿机制解剖学的深入研究，女性新膀胱手术适应证和手术方法将得到进一步完善。有理由相信，女性新膀胱术可以同男性一样取得良好的术后控尿功能，届时女性新膀胱术将成为女性膀胱切除术后下尿路重建的首选术式。

## 参考文献

1. 潘铁军，周宇，沈国球，等. 女性腹腔镜膀胱全切术＋回肠新膀胱术24例临床分析. 临床泌尿外科杂志，2016，5:410-411.

2. 晏锡泉，王剑松，赵庆华. 女性膀胱癌患者根治性膀胱切除术研究进展. 现代泌尿生殖肿瘤杂志，2011，3(5)：312-314.

（高彦俊　范　宁　田俊强　整理）

# 出版者后记

## Postscript

科学技术文献出版社自 1973 年成立即开始出版医学图书，40 余年来，医学图书的内容和出版形式都发生了很大变化，这些无一不与医学的发展和进步相关。《中国医学临床百家》从 2016 年策划至今，感谢 600 余位权威专家对每本书、每个细节的精雕细琢，现已出版作品近百种。2018 年，丛书全面展开学科总主编制，由各个学科权威专家指导本学科相关出版工作，我们以饱满的热情迎来了《中国医学临床百家》丛书各个分卷的诞生，也期待着《中国医学临床百家》丛书的出版工作更加科学与规范。

近几年，中国的临床医学有了很大的发展，在国际医学领域也开始崭露头角。以北京天坛医院牵头的 CHANCE 研究成果改写美国脑血管病二级预防指南为标志，中国一批临床专家的科研成果正在走向世界。但是，这些权威临床专家的科研成果多数首先发表在国外期刊上，之后才在国内期刊、会议中展现。如果出版专著，又为多人合著，专家个人的观点和成果精华被稀释。为改变这种零落的展现方式，作为科技部所属的唯一一家出版机构，我们有责任为中国的临床医生提供一个系统展示临床研究成果的舞台。为此，我们策划出版了这套高端医学专著——《中国医学临床百家》丛书。

"百家"既指临床各学科的权威专家,也取百家争鸣之义。

丛书中每一本书阐述一种疾病的最新研究成果及专家观点,按年度持续出版,强调医学知识的权威性和时效性,以期细致、连续、全面展示我国临床医学的发展历程。与其他医学专著相比,本丛书具有出版周期短、持续性强、主题突出、内容精练、阅读体验佳等特点。在图书出版的同时,同步通过万方数据库等互联网平台进入全国的医院,让各级临床医师和医学科研人员通过数据库检索到专家观点,并能迅速在临床实践中得以应用。

在与作者沟通过程中,他们对丛书出版的高度认可给了我们坚定的信心。北京协和医院邱贵兴院士说"这个项目是出版界的创新……项目持续开展下去,对促进中国临床学科的发展能起到很大作用"。中国人民解放军第二军医大学孙颖浩校长表示"我鼓励我国的泌尿外科医生把自己的创新成果和宝贵的经验传播给国内同行,我期待本丛书的出版";北京大学第一医院霍勇教授认为"百家丛书很有意义"。我们感谢这么多临床专家积极参与本丛书的写作,他们在深夜里的奋笔,感动着我们,鼓舞着我们,这是对本丛书的巨大支持,也是对我们出版工作的肯定,我们由衷地感谢作者的支持与付出!

在传统媒体与新兴媒体相融合的今天,打造好这套在互联网时代出版与传播的高端医学专著,为临床科研成果的快速转化服务,为中国临床医学的创新及临床医师诊疗水平的提升服务,我们一直在努力!

科学技术文献出版社